Prof. Dr. Michaela Axt-Gadermann

MIKROBIOM ANALYSE

VERSTEHEN UND RICHTIG INTERPRETIEREN

südwest

3. Auflage

einem Unternehmen der Penguin Random House Verlagsgruppe GmbH,
Neumarkter Straße 28, 81673 München
produktsicherheit@penguinrandomhouse.de
(Vorstehende Angaben sind zugleich Pflichtinformationen nach GPSR.)

HINWEISE

Das vorliegende Buch wurde sorgfältig erarbeitet. Dennoch erfolgen alle Angaben ohne Gewähr. Weder der Autor noch der Verlag können für eventuelle Nachteile oder Schäden, die aus den im Buch gegebenen praktischen Hinweisen resultieren, eine Haftung übernehmen.

Es ist zu beachten, dass die Hintergrundinformationen in diesem Buch kein Ersatz für eine professionelle medizinische Beratung eines Arztes sind. Das Buch ist ein allgemein gehaltener Ratgeber.

Projektleitung: Andrei Teusianu
Redaktion: Martin Stiefenhofer
Korrektorat: Susanne Schneider
Umschlagsgestaltung: Vera Schlachter, www.veruschkamia.de
Herstellung: Timo Wenda
Satz/DTP: Uhl + Massopust, Aalen
Druck und Bindung: CPI books GmbH, Leck

Printed in the EU

MIX
Papier | Fördert gute Waldnutzung
FSC® C083411

Penguin Random House Verlagsgruppe FSC® N001967

ISBN 978-3-517-10137-8

Inhalt

Das Literaturverzeichnis finden Sie unter
www.suedwest-verlag.de/mikrobiomanalyse

Meine gesunde Darmflora – was bedeutet meine Mikrobiomanalyse?

Mikrobiomanalyse – was sagt mir meine Darmflora?

Unser Darm ist ein artenreiches Ökosystem, das rund 100 Billionen Bakterien, zahlreiche Pilze und einige Viren beherbergt. Diese Lebensgemeinschaft bezeichnen wir heute als »Mikrobiom«. Dieses Mikrobiom – früher sprach man von der »Darmflora« – ist derzeit Gegenstand umfangreicher Forschungen. So hat sich etwa herausgestellt, dass Mensch und Mikroorganismus in einer engen Verbindung stehen – zum Vorteil von beiden Seiten. Wie eng diese Beziehung ist, konnte in den vergangenen Jahren durch neue Analysemethoden sehr eindrucksvoll gezeigt werden. Inzwischen wissen wir, dass wir ohne eine gesunde Darmflora unser körperliches und geistiges Potenzial nicht voll ausschöpfen können.

Denn eine gesunde und vielfältige Darmflora ist die Grundvoraussetzung für unsere Gesamtgesundheit. Die Arbeit der Darmkeime geht weit über die Verdauung der Nahrung hinaus. Wenn das Mikrobiom gesund und artenreich ist, dann stellt es zahlreiche Stoffwechselprodukte her, die wichtige Aufgaben in unserem Körper übernehmen. Ist die Zusammensetzung des Mikrobioms aber aus der Balance geraten, dann steigt das Risiko für Übergewicht, Bluthochdruck und Diabetes ebenso an wie für Allergien und Autoimmunerkrankungen. Auch unsere psychische Verfassung sowie die Gesundheit des Nervensystems werden zum Teil über den Darm geregelt. Störungen in der bakteriellen Gemeinschaft leisten Ängsten, Depressionen und geringer Stressresistenz genauso Vorschub wie neurologischen Erkrankungen. Solche Zusammenhänge sind inzwischen für Parkinson, Multiple Sklerose und Demenz belegt. All diese spannenden Erkenntnisse aus der Mikrobiomforschung lassen den Schluss zu, dass es sinnvoll ist, sich rechtzeitig um eine gesunde Darmflora zu bemühen und diese möglichst langfristig in einem Topzustand zu halten. Wie das geht, erfahren Sie auf den nächsten Seiten.

Analyseergebnisse richtig interpretieren

Das Interesse am Mikrobiom ist derzeit riesig und nicht nur die Wissenschaft will mehr darüber erfahren. Inzwischen gibt es auch für interessierte Laien zahlreiche Testmöglichkeiten, um das eigene Mikrobiom analysieren zu lassen und zu erfahren, wie es in unserem Darm aussieht. Leider ist es für Laien und manchmal auch für Heilkundige aber relativ schwierig, die Ergebnisse richtig zu interpretieren. Ohne eine gute Erklärung der Ergebnisse und konkrete Empfehlungen ist so ein Test also oft nicht viel wert. Um auch Nicht-Medizinkundigen dieses Thema näherzubringen, habe ich zahlreiche Ratgeber zum Thema Mikrobiom verfasst. *Gesund mit Darm* ist der aktuellste. Seit einigen Jahren gibt es zudem eine Facebook-Gruppe (»meine gesunde darmflora«), die sich mit dem Thema Mikrobiom befasst. Seitdem erreichen mich täglich mehrmals Nachrichten per Mail oder als Posts in der Facebook-Gruppe von Personen, denen die Analyseergebnisse ihres Mikrobioms vorliegen, die aber diese Ergebnisse nicht verstehen oder einordnen können, denn viele Befundberichte sind für Laien völlig unverständlich formuliert und damit für den Einzelnen mehr oder weniger wertlos. Auch TherapeutInnen geben teilweise haarsträubende Empfehlungen, wenn sie sich mit der Thematik nicht ausreichend befasst haben.

Aus diesem Grund habe ich mich entschieden, ein Buch zu schreiben, das jedem helfen kann, das eigene Mikrobiom besser kennenzulernen und Befundergebnisse beurteilen zu können. Denn nur, wenn Sie die Analyseergebnisse kennen, verstehen und richtig interpretieren können, können Sie sich gezielt und nach individuellen Empfehlungen um die relevanten Bakterienstämme kümmern, Ihren Lebensstil und Ihre Ernährung anhand der Analyse verändern und die richtigen probiotischen Bakterien, präbiotischen Ballaststoffe und eventuell noch weitere Wirkstoffe zuführen. Dadurch ist es in vielen Fällen möglich, die Darmflora wieder in eine gesunde Balance zu bringen und Beschwerden zu lindern oder manchmal auch Krankheiten auszuheilen.

Wenn Sie planen, eine Mikrobiomanalyse durchführen zu lassen, oder Ihnen sogar bereits die Ergebenisse einer solchen Untersuchung vorliegen, können Sie anhand der Informationen in diesem Buch Ihren Mikrobiombefund recht gut selbst beurteilen. Mithilfe der Empfehlungen sind Sie anschließend auch in der Lage, gezielt etwas für eine gesunde Bakteriengemeinschaft zu tun. Aber auch ohne vorliegende Analyse können Ihnen die Informationen zu den einzelnen Krankheitsrisiken und die Empfehlungen zu einer darmgesunden Ernährung weiterhelfen.

Dieses Buch ersetzt nicht den ärztlichen Rat. Sollten Sie unter einer schwerwiegenden Erkrankung leiden oder Therapien erhalten, besprechen Sie die Empfehlungen noch mit Ihrem Therapeuten beziehungsweise Ihrer Therapeutin.

Wie ist dieses Buch zu benutzen?

Sie können das gesamte Buch von der ersten bis zur letzten Seite lesen und werden dadurch viele spannende Informationen zum Mikrobiom erhalten. Aber eigentlich habe ich es als Nachschlagewerk verfasst, das man immer mal wieder zurate ziehen kann – und zwar nicht nur, um eine Mikrobiomanalyse besser zu verstehen, sondern auch, um sich bei Erkrankungen und Beschwerden über mögliche mikrobiologische Ursachen zu informieren.

So finden Sie in diesem Buch alphabetisch geordnet eine Übersicht der häufigsten Bakterienstämme und deren Bedeutung für unsere Gesundheit. In Kapitel 5 – »Wenn das Mikrobiom krank macht« – habe ich Ihnen eine Liste von Erkrankungen mit Bezug zum Mikrobiom zusammengestellt. Kapitel 6 – »Ein gesundes Mikrobiom aufbauen« – enthält nicht nur Infos, wie Sie Ihr Mikrobiom gezielt stärken können, sondern auch eine Tabelle mit den gängigen pro- und präbiotischen Nahrungsergänzungsmitteln und den darin enthaltenen Bakterienstämmen, damit Sie sich gezielt ein für Ihre Bedürfnisse geeignetes Präparat heraussuchen können.

Ich hoffe, ich kann auf diese Weise zu einem besseren Verständnis des Mikrobioms beitragen und im einen oder anderen Fall möglicherweise auch eine Erklärung oder einen Behandlungsansatz für bestimmte Beschwerden liefern.

KAPITEL 1

Mikrobiomanalyse – ein Blick in die Welt der Darmbakterien

Mikrobiom – was ist das eigentlich?

Unter dem Mikrobiom versteht man die Gesamtheit aller Bakterien, Viren und Pilze einer bestimmten Körperregion, wobei die Bakterien meistens die größte Gruppe darstellen. Diese Mikrobengemeinschaften finden wir unter anderem im Darm, auf der Haut und auf der Mund- und Genitalschleimhaut. Die Zahl der Bakterien, die in und auf uns leben, ist riesig und liegt bei ungefähr 100 Billionen! Ihr Darm hat also eindeutig mehr Bewohner als Shakira, Ronaldo und der Papst zusammengenommen Follower auf Instagram und Freunde auf Facebook haben. Und diese bakteriellen Helfer im Darm sind nicht virtuell, sondern legen sich Tag für Tag so richtig ins Zeug für uns, damit wir gesund bleiben, glücklich sind und uns über eine schöne Haut, beste Laune und eine gute Figur freuen können. Das ist doch Grund genug, sie mithilfe einer Mikrobiomanalyse kennenzulernen und sich verstärkt um diese Wohltäter zu kümmern.

Jedes Mikrobiom ist, wenn es intakt ist, ein einzigartiges und vielfältiges Biotop, dessen Gesundheitszustand sich messen lässt. Artenreichtum (Diversität) ist ein besonders wichtiges Kriterium für das Befinden dieses Lebensraums: je vielfältiger, desto besser. Und noch etwas, das Sie wissen müssen: Es gibt nicht das eine, perfekte Mikrobiom. Man kann mit ganz unterschiedlichen Darmflora-Konstellationen gut leben. Wichtig ist aber, dass die Balance der Keime gewahrt ist.

Je nachdem, wo sie sich befinden, haben unsere Mikrobiome eine typische Zusammensetzung, beeinflussen sich aber gegenseitig. Sie arbeiten sozusagen Hand in Hand und gehen an Kontaktstellen ineinander über. Die Lippen verbinden die Haut mit dem Verdauungstrakt, der Damm den Darm mit der Schleimhaut der Geschlechtsorgane. Ist beispielsweise das Darmmikrobiom gestört, dann ist die Vaginalflora meistens auch nicht gut aufgestellt und verliert ihre Schutzfunktion.

Normalerweise ist das Mikrobiom eines Erwachsenen ziemlich stabil, wenn wir unseren Lebensstil weitgehend beibehalten. Doch es ist auch enorm anpassungsfähig und verändert sich zum Beispiel sehr schnell in Abhängigkeit von unserer Ernährung. Wer sich ballaststoffreich ernährt, fördert dadurch andere und meist gesündere Mikroorganismen im Darm als Fast-Food- und Steak-Liebhaber.

Wozu brauche ich ein gesundes Mikrobiom?

Das Darmmikrobiom ist ein Ökosystem und wie in jedem Ökosystem ist auch für den »Lebensraum Darm« eine große Artenvielfalt wichtig, denn die verschiedenen Keime übernehmen zahlreiche Funktionen in unserem Körper. Im Darm wimmelt es nur so von nützlichen Helfern. In einem Gramm Stuhl sind mehr Mikroorganismen enthalten, als Menschen auf der Erde leben – und das ist gut so.

Von besonderer Bedeutung ist die Gruppe der Bakterien. Sie produzieren große Mengen an Hormonen, Nervenbotenstoffen, Vitaminen, Antioxidantien, Peptiden und wertvollen kurzkettigen Fettsäuren. Diese verbleiben nicht im Darm, sondern gelangen über die Blutbahn zu jeder Zelle des Körpers. Ob Gehirn, Haut oder Leber – im Grunde kann sich die Darmflora auf jedes Organ auswirken. Deshalb besitzen die Darmbewohner auch so einen enormen Einfluss auf Gesundheit und Wohlbefinden – was sich positiv wie auch negativ äußern kann.

Wenn das Mikrobiom in Balance ist, kümmert es sich gut um uns. Das Immunsystem ist abwehrbereit, Stress lässt sich gut verarbeiten, man schläft tief und erholsam und ist körperlich und geistig fit. Doch unser moderner Lebensstil mit ballaststoffarmer Ernährung, Fast Food und Fertiggerichten, mit Medikamenten wie Antibiotika, Abführmitteln oder Magentabletten, mit Stress, Rauchen und anderen Umwelt- und Lebensstilfaktoren verändert die Bakteriengemeinschaft in eine ungünstige Richtung. Eine grundlegende Störung des Mikrobioms bezeichnet man als »Dysbiose«. Oft äußert sich diese durch Blähungen, Bauchschmerzen, Übelkeit oder Stuhlunregelmäßigkeiten wie Durchfall oder Verstopfung. Dazu können noch Symptome und Beschwerden außerhalb des Darms kommen.

Was versteht man unter Dysbiose und Eubiose?

Nur rund 10 Prozent der Mikrobiomzusammensetzung werden von genetischen Faktoren bestimmt, den ganzen Rest können wir selbst beeinflussen. Es liegt also an uns, ob das Mikrobiom eher in Richtung Eubiose oder Dysbiose tendiert.

Ist die Bakteriengemeinschaft gut aufgestellt, spricht man von Eubiose. Die Vorsilbe *Eu* ist griechisch und heißt »gut«, *biosis* bedeutet »Leben«. Im Zustand der Eubiose können Mensch und Mikrobe demnach gut und gesund leben. Das Gegenteil davon ist die Dysbiose. Unter »Dysbiose« versteht man ein Missverhältnis wichtiger Mikroorganismen. Oft sind gesundheitsfördernde Bakterienstämme reduziert und andere, weniger nützliche Keime treten vermehrt auf. Dadurch ist die gesunde Balance des Mikrobioms gestört und die Artenvielfalt (Diversität) nimmt ab.

Eine Dysbiose kommt in unseren Breiten gar nicht so selten vor, denn die gesunde Balance der Bakterien ist störanfällig. So kann beispielsweise eine jahrelange ungesunde Ernährung dazu führen, dass die Darmflora verarmt. Aber auch Antibiotika oder zu viel Hygiene bringen die »Wohngemeinschaft« des Darms durcheinander. Denn im Darm gibt es auch Bakterien, die es nicht besonders gut mit uns meinen und uns eventuell auch schaden können. Normalerweise werden unerwünschte »Schadkeime« durch schützende Bakterien in die Schranken gewiesen. Das funktioniert aber nur, solange das Mikrobiom gut aufgestellt ist. Sind die Reihen nützlicher Mikroorganismen bei einer Dysbiose gelichtet, dann siedeln sich verstärkt unwillkommene Keime an.

Bleibt eine solche Dysbiose länger bestehen, hat das auf Dauer Folgen für unsere Gesundheit. Eine Dysbiose der Darmflora geht chronischen Erkrankungen oft um Monate voraus. Ob sich das Mikrobiom im Zustand der Dysbiose befindet, lässt sich durch eine Mikrobiomanalyse überprüfen. Anhand der Ergebnisse kann man die Darmflora dann ganz gezielt unterstützen und stärken.

Welche Auswirkungen hat eine gestörte Darmflora auf die Gesundheit?

Meistens bleiben die Beschwerden durch eine Dysbiose nicht auf den Darm beschränkt. Tausende wissenschaftlicher Studien haben gezeigt, dass bei den meisten chronischen Erkrankungen eine Störung der Darmflora besteht. Für Autoimmunerkrankungen (Hashimoto-Thyreoiditis, Multiple Sklerose, Psoriasis und andere), Hautkrankheiten (Neurodermitis, Akne, Psoriasis), Allergien, Übergewicht, Zuckerkrankheit, Bluthochdruck, Darmentzündungen, neurologische Krankheiten, Depressionen, verringerte Stressresistenz oder andere chronische Beschwerden sind diese Zusammenhänge inzwischen gut belegt. Bestehen möglicherweise gleichzeitig auch noch Darmbeschwerden, dann könnte eine (Teil-)Ursache der Erkrankung tatsächlich in einer Störung des Mikrobioms zu finden sein. In diesem Fall kann eine Mikrobiomanalyse wichtige Erkenntnisse liefern.

Hier nur ein paar Beispiele zum Einfluss des Mikrobioms auf Gesundheit und Wohlbefinden. Weitere Verbindungen zwischen Mikrobiom und Krankheitsrisiken finden Sie in Kapitel 5.

Übergewicht und Mikrobiom

Bei den meisten Menschen mit Gewichtsproblemen lassen sich typische Veränderungen des Mikrobioms feststellen. Häufig ist die bakterielle Vielfalt verloren gegangen. Es besteht ein Mangel an Bifidobakterien, Akkermansia muciniphila und Bacteroidetes. Dafür machen sich Mikroorganismen aus der Gruppe der Firmicutes breit, die deutlich mehr Kalorien aus der Nahrung ziehen. Mit einer solchen Störung der Darmflora wird man ganz schnell zu einem »guten Futterverwerter« und Abnehmen fällt immer schwerer. Eine Mikrobiomanalyse informiert darüber, ob das Mikrobiom für überschüssige Pfunde verantwortlich sein könnte.

Allergien und Mikrobiom

Auch an der Entstehung von Allergien und Neurodermitis sind Darm und Darmflora nicht unbeteiligt. Allergien, aber auch Autoimmunerkrankungen liegt eine Fehlsteuerung des Abwehrsystems zugrunde. Was viele nicht wissen: Unser Darm ist das »Hauptquartier« des Immunsystems. Hier sind rund 70 Prozent aller Immunzellen stationiert, werden von den Darmbakterien »trainiert« und in eine entsprechende Richtung gelenkt.

Bei Allergien lässt sich sehr oft eine Dysbiose nachweisen, die dem ersten Auftreten der Erkrankungen um ein Jahr oder mehr vorausgeht. Das konnte man unter anderem durch regelmäßige Stuhluntersuchungen von Kleinkindern nachweisen: Lange Zeit, bevor diese Neurodermitis oder allergische Beschwerden entwickelten, veränderte sich die Darmflora bereits negativ. Oft findet man dann vermehrt Bakterien im Darm, die Entzündungen verursachen oder Histamin bilden können (zum Beispiel Escherichia-coli-Bakterien) oder die die Darmbarriere schädigen. Bakterien, die das Immunsystem in Balance bringen oder Entzündungen lindern, sind hingegen unterrepräsentiert. Eine Mikrobiomanalyse kann auch hier weitere Erkenntnisse bringen. Je nach Ergebnis lässt sich das Mikrobiom dann mithilfe probiotischer Bakterien, präbiotischer Ballaststoffe, von Polyphenolen oder anderer Wirkstoffe in Balance bringen, sodass bisher bekämpfte Allergene besser toleriert werden.

Depressionen und Mikrobiom

Im Darm von Menschen mit psychischen Beeinträchtigungen wie Stimmungsschwankungen, Depressionen und Ängsten sieht es anders aus als bei Gesunden. In Studien setzte man die Ergebnisse einer Mikrobiomanalyse in Bezug zum Wohlbefinden der Testpersonen und fand heraus: Das Vorkommen bestimmter Bakterien konnte regelmäßig mit einer höheren Lebensqualität in Verbindung gebracht werden.

Vor allem Menschen, die eine artenreiche Darmflora und viele butyratproduzierende Bakterien wie Faecalibacterium-, Dialister- und Coprococcus-Keime in der Stuhlprobe hatten, waren zufriedener und fühlten sich wohler. Bei depressiven

PatientInnen waren vor allem die Coprococcus-Keime Mangelware. Und noch etwas fällt auf: Menschen, die unter Depressionen leiden, haben oft zu hohe Entzündungswerte im Blut. Doch woher kommen die Entzündungen? Die können unterschiedlichen Ursprungs sein, doch oft ist der Darm eine große »Entzündungsbaustelle«; im Darm depressiver Menschen findet man meistens eine hohe Zahl entzündungsfördernder Bakterien.

Sollte ich eine Mikrobiomanalyse durchführen lassen?

Das ist eine Frage, die mir sehr oft gestellt wird, die sich aber leider nicht pauschal beantworten lässt. Prinzipiell kann man sagen: Wer gesund ist, weder psychische noch körperliche Beeinträchtigungen hat und auch keine Probleme mit dem Verdauungstrakt, muss eigentlich keine Mikrobiomanalyse durchführen lassen. Vor allem bei lange bestehenden Beschwerden jedoch kann eine Analyse durchaus sinnvoll sein, da inzwischen für fast jede chronische Erkrankung ein Zusammenhang mit einer Störung des Mikrobioms wissenschaftlich nachgewiesen werden konnte. Denn eine Dysbiose, die über längere Zeit unbemerkt bleibt, kann zum Ausgangspunkt zahlreicher Erkrankungen und Befindlichkeitsstörungen werden.

Eine Mikrobiomanalyse kann also bei unklaren Beschwerden durchaus zusätzliche und manchmal entscheidende Informationen liefern. Aber sie kann auch bei gesunden Menschen mit einer familiären Vorbelastung etwa für Herz-Kreislauf-Erkrankungen, Bluthochdruck, Depressionen, Zuckerkrankheit und anderen Krankheiten dazu beitragen, den Risikoanteil, der von einer gestörten Darmflora ausgeht, frühzeitig zu erkennen und zu behandeln. Dadurch ist eine gezielte Prävention möglich.

Wann ist eine Mikrobiomanalyse sinnvoll?

- Wenn Sie Probleme mit dem Darm und der Verdauung haben, unter Bauchschmerzen leiden, wenn ein Reizdarmsyndrom besteht oder öfter Stuhlunregelmäßigkeiten wie Verstopfung, Durchfall oder Blähungen auftreten.
- Wenn chronisch entzündliche Darmerkrankungen wie Colitis ulcerosa oder Morbus Crohn diagnostiziert wurden.
- Wenn Sie unter Allergien wie Heuschnupfen, allergischem Asthma, Neurodermitis oder Nahrungsmittelallergien leiden.
- Bei starker Infektanfälligkeit oder bekannten Autoimmunerkrankungen. Da die Darmflora eine sehr enge Verbindung zum Immunsystem besitzt, bestehen nachweislich auch Verbindungen zu Autoimmunerkrankungen (wie zum Beispiel Hashimoto-Thyreoiditis oder Multiple Sklerose) sowie zu schwachen Abwehrkräften mit erhöhter Infektanfälligkeit.
- Wenn Sie sich momentan psychisch nicht so wohlfühlen. Unser Mikrobiom beeinflusst nämlich auch die seelische Verfassung und das Nervensystem.

- Bei Stoffwechselerkrankungen wie Diabetes, Übergewicht oder erhöhtem Cholesterinspiegel. Gerade bei diesen Erkrankungen, die eng mit Verdauung und Verwertung unserer Nahrung in Verbindung stehen, spielt eine Veränderung des Mikrobioms eine wichtige Rolle.
- Bei einigen Krebstherapien (zum Beispiel Immuntherapien, Therapie mit Checkpoint-Inhibitoren). Diese Therapien wirken oft besser, wenn das Mikrobiom gesund und vielfältig ist. Mehr dazu finden Sie auch in meinem Buch *Gesund mit Darm*.
- Bei einem Lebensstil, der dem Mikrobiom schadet, etwa bei einseitiger Ernährung, Einnahme von Medikamenten, starker Stressbelastung.
- Ein Mikrobiomtest ist auch immer dann ratsam, wenn chronische Erkrankungen und Darmbeschwerden gleichzeitig bestehen. Dann kann es sein, dass die Beschwerden zumindest teilweise mit einem gestörten Darmmikrobiom in Zusammenhang stehen. Manchmal liefert das Ergebnis eines Mikrobiomtests hier neue Ansatzpunkte für weitergehende Behandlungsmöglichkeiten.

Wie wird eine Mikrobiomanalyse durchgeführt?

Das ist recht einfach: Sie müssen nur eine kleine Stuhlprobe zur Untersuchung in ein mikrobiologisches Labor schicken. Dazu gibt es zwei Möglichkeiten:

- Die Stuhlprobe kann über einen Therapeuten, also einen Arzt/eine Ärztin oder eine/n HeilpraktikerIn, versendet werden.
- Sie können die Stuhlprobe selbst an ein mikrobiologisches Labor schicken. Das funktioniert sehr gut mit Testkits, die man im Internet bestellen kann. Auch in diesem Fall werden die Analysen in zertifizierten mikrobiologischen Labors durchgeführt und sind deshalb vergleichbar mit den Arzteinsendungen.

Aus der Stuhlprobe erfährt man, welche Keime im Darm leben und wie deren prozentuale Verteilung ist. Die Labormedizin kann dann sowohl Aussagen über die Bakterienvielfalt machen als auch eine Dysbiose, also eine Störung, des Mikrobioms feststellen und genaue Angaben zu den einzelnen Bakterienstämmen liefern.

Im Labor werden vor allem zwei gängige Untersuchungsmethoden angewandt, um Informationen über die Darmflora zu bekommen. Die eine ist die klassische »Darmfloraanalyse«. Hier werden Bakterien auf Nährböden im Labor angezüchtet. Allerdings ist eine Petrischale nur für sehr wenige Mikroorganismen ein geeigneter Lebensraum. Viele wichtige Bakterien, die unerlässlich für unsere Gesundheit sind und die man kennen sollte, lassen sich mit einer klassischen Darmfloraanalyse nicht erfassen, denn sie sterben bei Kontakt mit Sauerstoff ab oder wachsen unter Laborbedingungen gar nicht. Mehr als 90 Prozent unseres Mikrobioms bleiben bei dieser Untersuchung unbekannt. Diese Methode der Stuhluntersuchung gilt mehr und mehr als veraltet, da sie zu wenig aussagekräftig ist.

Erst seit etwa 15 Jahren besteht die Möglichkeit, das Mikrobiom mit all seinen Bewohnern zu analysieren. Bei dieser Untersuchung müssen die Bakterien nicht außerhalb des Körpers wachsen, sondern deren Erbsubstanz wird mithilfe modernster Technik analysiert (16S-Sequenzierung). Diese Untersuchung kann beinahe jeden Keim erfassen.

Moderne Stuhldiagnostik – die Technik der 16S-Sequenzierung

Erst eine neue Technik, die sich »New Generation Sequencing (NGS)« nennt, ermöglicht es, einen Großteil der mehr als 1000 verschiedenen Bakterien, die theoretisch in unserem Darm leben könnten, nachzuweisen. Für diese moderne Untersuchungstechnik müssen die Mikroorganismen in der Stuhlprobe das Labor nicht lebend erreichen und sie müssen nicht mühsam auf einem Nährboden angezüchtet werden. Ähnlich wie ein Polizist, der über DNA-Spuren am Tatort in vielen Fällen den Täter eindeutig zuordnen kann, sucht auch der Labormediziner nach genetischen Spuren der Bakterien in der Stuhlprobe. Für die Analyse werden bakterielle Gene bestimmt, die für die jeweiligen Bakterien typisch sind. Darüber lassen sich die einzelnen Mikroorganismen identifizieren.

Ist eine Mikrobiomanalyse nicht nur eine Momentaufnahme?

Jede Laboruntersuchung, jedes EKG und jedes Röntgenbild ist eine Momentaufnahme. Lasse ich in der Arztpraxis Blut abnehmen und das Ergebnis zeigt einen niedrigen Blutzuckerspiegel, dann sieht der Wert zehn Minuten später schon ganz anders aus, wenn ich ein großes Glas Saft oder einen Löffel Traubenzucker esse. Ist das Blutbild am Morgen noch unauffällig und ich ziehe mir am Nachmittag aber einen schweren Infekt zu, dann können zahlreiche Werte zwei, drei Tage später völlig anders ausfallen. Was ich damit sagen will: Der menschliche Körper ist in gewissen Grenzen ein sich ständig änderndes, wandlungsfähiges System, das sich sehr schnell an andere Bedingungen anpassen muss und kann. In unserem Organismus ist nichts »in Stein gemeißelt«; das trifft natürlich auch auf die Darmflora zu. Doch das Mikrobiom ist dabei viel beständiger als die meisten Blutwerte. Wenn wir nicht gerade unsere Ernährung grundlegend ändern und Antibiotika nehmen müssen oder mit einem Magen-Darm-Infekt kämpfen, dann ist die Zusammensetzung der Bakterien langfristig sogar auffallend stabil und konstant.

Werden die Kosten durch die Krankenkassen übernommen?

Mikrobiomanalysen sind fast immer sogenannte Selbstzahlerleistungen – die gesetzlichen Krankenkassen zahlen die Untersuchung also leider nicht. Für kleine Analysen pathogener Keime wie Salmonellen oder Yersinien werden die Kosten zwar meistens übernommen, vor allem wenn Verdacht auf eine Darminfektion besteht. Diese Ergebnisse lassen aber keine Rückschlüsse auf den Zustand des gesamten Mikrobioms zu. Auch viele private Kassen erstatten die Kosten nicht. Das gilt sowohl für Mikrobiomanalysen, die man als PatientIn selbst in ein mikrobiologisches Labor schickt, als auch für jene, die über einen Arzt beziehungsweise eine Ärztin eingesandt werden.

KAPITEL 2

Der Darm-Check – wichtige Begriffe aus Ihrer Mikrobiomanalyse

Keine Angst vor Fachchinesisch

Wenn Ihnen die Ergebnisse einer Mikrobiomanalyse vorliegen, werden Sie auf unterschiedliche Begriffe stoßen, die Ihnen vielleicht nicht sofort etwas sagen. Es ist jedoch wichtig, diese Bezeichnungen zu verstehen, damit Sie wissen, ob es Ihrem Mikrobiom gut geht und was Sie unternehmen können, um Ihren Bakterien wieder auf die Beine zu helfen. Ich habe in diesem Kapitel die wichtigsten Begriffe erklärt, die in der Mikrobiomanalyse häufig auftauchen.

Was bedeutet Diversität?

Dürfte man eine intakte Darmflora lediglich mit einem Merkmal beschreiben, dann wäre das tatsächlich der Begriff »Diversität«. Die so bezeichnete Vielfalt der bakteriellen Besiedelung stellt ein sehr wichtiges Kriterium für den Zustand der Darmflora dar. Ein gesundes Mikrobiom sollte möglichst viele unterschiedliche Mikroorganismen beherbergen. Nur dadurch ist gewährleistet, dass es uns alle benötigten Stoffwechselprodukte zur Verfügung stellen kann. Eine große Artenvielfalt ist auch verantwortlich für die Stabilität des Darmmilieus. Sie hält uns gesund und verhindert die Ausbreitung krank machender Mikroorganismen. Eine zu geringe Diversität ist oft Folge einer einseitigen Ernährung: Vielfalt auf dem Teller sorgt für Vielfalt im Biom. Vor allem Ballaststoffe – und da vor allem die präbiotischen Ballaststoffe (siehe Seite 226) – sind nachweislich in der Lage, die Artenvielfalt zu erhöhen. Andere Gründe für eine mangelnde Vielfalt können Antibiotikatherapien, ein bewegungsarmer Lebensstil und ein sehr hygienisches Lebensumfeld sein.

Was sind die Enterotypen?

Unser Mikrobiom reift im Laufe des Lebens heran. Nach und nach wird es komplexer und vielfältiger, wenn wir ihm die Chance auf eine gute Entwicklung geben, und stabilisiert sich zunehmend. Wissenschaftler vermuten, dass sich in dieser Zeit auch das sogenannte Core-Mikrobiom, also ein »Kern-Mikrobiom«, entwickelt, das bei vielen Menschen recht ähnlich zusammengesetzt ist und etwa ein Drittel unserer Darmbakterien umfasst. Die übrigen zwei Drittel stellen den »flexiblen« Teil der Darmflora dar. Dieser setzt sich aus einer höchst individuellen Komposition von Mikroorganismen zusammen und ist ähnlich einmalig wie ein Fingerabdruck. Doch auch das relativ stabile Mikrobiom des Erwachsenen passt sich dynamisch und flexibel den Umweltbedingungen an.

Dennoch konnte man verschiedene »Leitbakterien« identifizieren, anhand derer sich drei sogenannte Enterotypen bestimmen lassen. Jeder Enterotyp wird von einem anderen Bakterienstamm dominiert und je nach Enterotyp verwertet das Mikrobiom die Nahrung anders und produziert auch unterschiedliche Vitamine und Nährstoffe.

Der Enterotyp ist unabhängig von Alter, Geschlecht, Körpergewicht oder Nationalität. Allerdings hat die Ernährung einen großen Einfluss. Je nach Ernährungsvorliebe entwickeln sich manche Darmbakterien besonders gut, andere werden verdrängt. Normalerweise bleibt der Enterotyp über Jahre der gleiche, wenn sich unser Lebensstil nicht grundlegend ändert. Kurzfristige, ein bis zwei Wochen dauernde Veränderungen der Ernährung beeinflussen zwar die Zusammensetzung der Darmflora für kurze Zeit, verändern aber nicht die Identität des Enterotypen. Wenn wir hingegen unsere Ernährung langfristig deutlich umstellen, zum Beispiel mehr tierische Fette und Eiweiß essen oder uns dauerhaft vegan ernähren, dann kann sich auch der Enterotyp verändern. Je nach Enterotyp produziert die Darmflora unterschiedliche Nähr- und Botenstoffe, und dadurch kann das Risiko für bestimmte Krankheiten zunehmen oder sinken. Die einzelnen Enterotyoen werden anhand der vorherrschenden Bakteriengruppen unterschieden: Bacteroides-Stämme repräsentieren den Enterotyp 1, Prevotella-Arten sind vorherrschend bei Enterotyp 2 und die Gattung Ruminococcus dominiert den Enterotyp 3.

Dass man die meisten Mikrobiome einem der drei Enterotypen zuordnen kann, wurde 2011 von einem internationalen Forscherteam entdeckt. Allerdings gibt es inzwischen von wissenschaftlicher Seite auch Kritik an dieser Einteilung. Die recht vereinfachte Darstellung der Darmtypen und deren vermutete Auswirkungen auf die Gesundheit wird der Komplexität des Mikrobioms möglicherweise nicht gerecht. Relativ gut abgrenzen lassen sich vor allem die Enterotypen 1 und 2, häufig gibt es aber auch Mischtypen, die sich nicht eindeutig einem der drei Enterotypen zuordnen lassen.

Enterotyp 1

Typisch für den Enterotyp 1 ist eine große Anzahl an Bacteroides-Bakterien. Diese produzieren B-Vitamine, vor allem Vitamin B_7 (Biotin), Vitamin B_2 (Riboflavin) und Vitamin B_5 (Pantothensäure), aber auch ein bisschen Vitamin C (Ascorbinsäure). Dieser Enterotyp ist charakteristisch für Personen, die sich eiweiß- und kohlenhydratreich ernähren, aber auch viele gesättigte Fette zu sich nehmen, also einer Ernährung, die der typischen »westlichen Ernährung« entspricht. Da Bacteroides die Nahrungskalorien sehr effizient nutzen, neigen Personen mit Enterotyp 1 stärker zu Gewichtsproblemen. Enterotyp 1 leidet zudem eher zu Obstipation (Stuhlverstopfung) als Enterotyp 2. Mehr pflanzliche Ballaststoffe können die negativen Auswirkungen des Enterotyps 1 auf die Gesundheit abschwächen.

Enterotyp 2

Typisch für den Enterotyp 2 sind Bakterien aus der Gruppe der Prevotella. Diese Spezies überwiegt bei Menschen, die Kohlenhydrate und vor allem auch pflanzliche Ballaststoffe essen. Prevotella können Pflanzenfasern nämlich sehr viel besser verdauen als Fette und Eiweiß. Den Enterotyp 2 findet man deshalb besonders häufig bei Menschen, die sich vegetarisch oder vegan ernähren. Der Enterotyp 2 scheint aber auch besonders anfällig für Reizdarm-Beschwerden zu sein. Die Bakterien dieses Darmtyps produzieren vor allem Vitamin B_1 (Thiamin) und Folsäure.

Enterotyp 3

Ruminococcus dominieren beim Enterotyp 3. Dieser »Mischtyp« ist am weitesten verbreitet und lässt sich bei ungefähr 70 % der Bevölkerung nachweisen. Der Bakterienstamm Ruminococcus kann Kohlenhydrate gut verwerten und verstoffwechselt auch Mucine, also Schleimstoffe aus der Darmschleimhaut. Dadurch verbessern Bakterien des Enterotyps 3 die Aufnahme unterschiedlicher Nährstoffe.

Was bedeutet der pH-Wert?

Der pH-Wert gibt viele wichtige Informationen zum Säuregrad des Urins, des Blutes oder – in unserem Fall – des Darminhalts. Als pH-Wert bezeichnet man einen Wert, mit dem man Säuren und Laugen einteilt und auch nach ihrer Stärke beurteilen kann. Die Skala reicht von 0 bis 14. Ein Wert von 7 ist dabei neutral, also weder sauer noch basisch (alkalisch). Werte größer als 7 bezeichnen ein basisches, Werte unter 7 ein saures Milieu. 0 entspricht einer sehr starken Säure, 14 einer sehr starken Lauge oder auch Base.

Der pH-Wert im Dickdarm sollte leicht sauer sein, denn dann fühlen sich die Darmbakterien am wohlsten. Der pH-

Wert, der in Ihrer Stuhlprobe gemessen wird, entspricht dem im Dickdarm und lässt sich deshalb sehr gut mit einem Stuhltest bestimmen. Ein gesunder Stuhl-pH-Wert liegt bei 5,5 bis 6,5. Bei unserer üblichen mitteleuropäischen Ernährung steigt der pH-Wert aber oft auf Werte zwischen 6 und 7 oder auch darüber an.

Ein leicht saurer Dickdarm-pH-Wert ist aber nicht nur wichtig für eine gesunde Darmflora. Er verhindert auch, dass potenziell krank machende Bakterien sich stärker im Darm vermehren können. Dadurch unterdrückt ein saurer pH-Wert auch mikrobielle Fäulnisprozesse, die häufig zu Blähungen und anderen Darmbeschwerden führen.

Kurzkettige Fettsäuren machen den Darm sauer

Eine gesunde Darmflora reguliert durch ihre Stoffwechselaktivität den pH-Wert selbst. Doch sie ist darauf angewiesen, dass wir das Richtige essen und sie dadurch bei ihrer Arbeit unterstützen. Wenn wir uns ausgewogen ernähren, sind präbiotische Ballaststoffe die Hauptnahrungsquelle für das Mikrobiom. Präbiotische Ballaststoffe (Präbiotika) sind pflanzliche Faserstoffe, die unser Magen-Darm-Trakt selbst nicht verdauen kann. Aber wichtige Vertreter unserer Darmflora können das. Sie gewinnen daraus Energie und produzieren kurzkettige Fettsäuren, vor allem Propionat und Butyrat. Diese Fettsäuren haben viele wichtige Funktionen für unsere Gesundheit. Eine davon ist die Ansäuerung des Dickdarms und das Absenken des pH-Wertes (mehr zu den kurzkettigen Fettsäuren finden Sie ab Seite 46).

Säuerungsbakterien sorgen für einen niedrigen pH-Wert

Im Darm haben wir zudem eine Gruppe von Bakterien, deren Name schon vermuten lässt, was sie leisten. Es handelt sich um die sogenannten Säuerungsbakterien oder die Säuerungsflora. Ihr Job ist es, den pH-Wert des Darms sauer zu machen und dadurch die Ausbreitung unerwünschter Keime zu verhindern und das Wachstum gesunder Bakterien zu fördern. Zu den Säuerungsbakterien zählen vor allem Laktobazillen, Bifidobakterien und Enterococcus-Arten. Ist der Stuhl-pH-Wert zu hoch und sind diese Keime in zu geringer Zahl vorhanden, kann man recht unkompliziert etwas dagegen unternehmen: Die meisten Säuerungsbakterien lassen sich sehr einfach mit probiotischen Präparaten zuführen. Meistens sinkt der erhöhte Stuhl-pH-Wert ab, wenn die Säuerungsflora wieder stabilisiert wurde und in Ruhe ihre Arbeit tun kann. Da die Säuerungsflora normalerweise die Ansiedelung von Hefepilzen oder Fäulniskeimen verhindert, können sich bei einem Mangel an Laktobazillen, Bifidobakterien oder Enterokokken unerwünschte Mikroorganismen ausbreiten.

Wenn der Stuhl-pH-Wert zu hoch ist

Viele Störungen im Mikrobiom des Darms gehen mit einem zu hohen pH-Wert einher; das Milieu im Darm ist also zu wenig sauer.

Folgende Ursachen können für einen zu hohen pH-Wert verantwortlich sein:

> Möglicherweise essen Sie nicht genügend präbiotische Ballaststoffe oder nehmen mehr Fette oder Proteine zu

sich, als Sie verwerten können. Dann werden von der Darmflora zu wenig kurzkettige Fettsäuren beziehungsweise zu viele basische Fäulnisprodukte im Dickdarm produziert und der pH-Wert steigt an.

> Liegt eine Störung der Eiweiß- oder Fettverdauung vor, wandern diese Nährstoffe unverdaut weiter in den Dickdarm. Das sorgt für vermehrte »Fäulnisprozesse«, wodurch der pH-Wert höher wird.

> Bei einer erhöhten Durchlässigkeit der Darmschleimhaut (Leaky-Gut-Syndrom) werden Eiweiße freigesetzt, die ebenfalls zu vermehrter mikrobieller Fäulnis führen. Dabei entstehen vermehrt alkalische Stoffwechselprodukte und der Dickdarm-pH-Wert steigt an.

> Neigen Sie zu Verstopfung? Viele Vertreter der gesunden Darmflora »stehen nicht gerne im Stau«. Verschiedene Fäulniskeime lieben das dagegen. Eine geringere Stoffwechselaktivität der gesunden Mikrobiota auf der einen und eine vermehrte Anzahl der Fäulniskeime auf der anderen Seite führen dann letztlich auch zu einem erhöhten pH-Wert.

Welche Folgen kann ein zu hoher pH-Wert haben?

Je höher der Dickdarm-pH-Wert ist, desto unwohler fühlen sich die meisten Vertreter der gesunden Darmflora. Daraus resultiert häufig ein Rückgang dieser Keime, Fäulnisbakterien dagegen kann der Dickdarm-pH-Wert gar nicht hoch genug sein. Das führt zu einer verminderten Produktion der wichtigen kurzkettigen Fettsäuren, was nicht nur zulasten der Energieversorgung der Dickdarmschleimhaut geht. Auch die Darmbeweglichkeit leidet. Oft führt der Fettsäuremangel zu einer Verstopfung, die wiederum das Problem verschlimmert – ein kleiner Teufelskreislauf, denn die Vermehrung von Fäulniskeimen kann dann auch zu Blähungen und anderen Bauchbeschwerden führen.

Was kann ich machen, um einen zu hohen pH-Wert zu senken?

Um die Darmflora langfristig gesund zu erhalten, sollte der Stuhl-pH-Wert im sauren Bereich liegen. Sie können einiges tun, um einen erhöhten pH-Wert zu senken:

> Ergänzen Sie Ihre Mahlzeiten um säurebildende Bakterien wie Milchsäurebakterien oder Bifidobakterien. Diese können über vergorene Milchprodukte (Kefir, Joghurt, Buttermilch, Käse) und Sauerkraut (nicht erhitzt) zugeführt werden. Bei einem zu hohen pH-Wert ist auch die Einnahme probiotischer Bakterien sinnvoll.

> Ernähren Sie sich ballaststoffreich. Täglich fünf Portionen Obst und Gemüse, zusätzlich Vollkornbrot Mandeln und Nüsse halten die Darmbakterien auf Trab. Ein Teil der Ballaststoffe sollte aus speziellen Präbiotika bestehen. Diese können von den Darmbakterien besonders gut verwertet werden und führen dazu, dass die Keime vermehrt saure Stoffwechselprodukte und kurzkettige Fettsäuren bilden. Besonders gut für die Bildung der wichtigen Fettsäure Butyrat ist »resistente Stärke«. Die findet man in grünen, unreifen Bananen, gekochten und abgekühlten Kartoffeln, Reis oder Nudeln (mehr dazu ab Seite 229).

Wenn der Stuhl-pH-Wert zu niedrig ist

Vielleicht fragen Sie sich, ob es auch problematisch ist, wenn der Stuhl-pH-Wert zu niedrig, also zu sauer, ist. Eine leichte Abweichung ist meistens unproblematisch, stärkere Abweichungen können auf verschiedene Probleme mit der Verdauung hindeuten.

Folgende Ursachen können für einen zu niedrigen pH-Wert verantwortlich sein:

- Wenn Sie sich überdurchschnittlich ballaststoffreich ernähren (zum Beispiel bei vegetarischer oder veganer Ernährung), kann es durchaus sein, dass der Stuhl-pH-Wert niedriger ist als der Durchschnitt. Das ist auch gut so, denn das gesunde Darmmikrobiom liebt ein saures Milieu und kommt auch mit etwas niedrigeren pH-Werten prima klar.
- Auch bei einer Kohlenhydratintoleranz können sehr niedrige Stuhl-pH-Werte auftreten. Die häufigsten Formen sind die Laktose-(Milchzucker-)Intoleranz sowie die Fruktose-(Fruchtzucker-)Malabsorption. Wenn Sie nach Milchprodukten beziehungsweise gesüßten Speisen und bestimmten Obstsorten (zum Beispiel Birnen, Weintrauben) Blähungen und eventuell Durchfall bekommen, könnte eine Kohlenhydratintoleranz vorliegen und Sie sollten das ärztlich abklären lassen.
- Wenn Sie immer wieder Durchfälle haben, ist bei einem niedrigen Stuhl-pH-Wert auch an ein sogenanntes Gallensäureverlustsyndrom zu denken. Dabei gehen dem Darm über den Stuhl Gallensäuren verloren, die er

eigentlich am Ende des Dünndarms wieder rückgewinnen sollte. Diese säuern dann den Stuhl sehr stark an und ziehen zudem Flüssigkeit in den Darm, was die Durchfälle auslösen kann. Auch hier ist eine ärztliche Untersuchung anzuraten.

Warum wurden in der Stuhlprobe Verdauungsrückstände nachgewiesen?

Im Rahmen einer Mikrobiomanalyse werden nicht nur die Bakterien im Stuhl bestimmt, sondern die Auswertung liefert häufig auch Informationen zu den nachgewiesenen Verdauungsrückständen (Eiweiß-, Fett-, und Stärkegehalt).

Für die Fett-, Eiweiß- und Kohlenhydratverdauung sind vor allem Magen, Leber und Galle, Bauchspeicheldrüse und Dünndarm verantwortlich. Fehlen Gallensäuren oder Verdauungsenzyme, ist der Magensaft zu wenig sauer oder bestehen Entzündungen der Darmschleimhaut oder eine Störung der Resorption – also der Aufnahme der Nahrungsbestandteile in den Körper –, dann werden nicht alle Nahrungsbestandteile abgebaut. Die Folge: Man kann sie in der Stuhlprobe nachweisen.

Wurde ein erhöhter Gehalt an Verdauungsrückständen nachgewiesen und treten gleichzeitig Symptome wie Blähungen, Völlegefühl, Bauchschmerzen, Durchfälle etwa 30 Minuten bis zwei Stunden nach dem Essen auf, sollten die Verdauungsorgane, vor allem aber Galle und Bauchspeicheldrüse, genauer untersucht werden.

Es gibt verschiedene Gründe, weshalb sich Verdauungsrückstände im Stuhl nachweisen lassen. Als Ursachen kommen Medikamente, Ernährungsfehler, Erkrankungen der Galle, der Bauchspeicheldrüse, des Dünndarms oder des Magens oder auch eine Dysbiose, also eine Störung der Bakterienzusammensetzung im Dünn- oder Dickdarm, infrage. Manchmal hat man aber auch einfach nur zu hastig gegessen und zu wenig gekaut. Ein Nachweis von Verdauungsrückständen ist also erst mal kein Grund zur Panik, sollte aber nach einigen Wochen noch mal überprüft werden.

Erhöhter Fettgehalt im Stuhl

Bei der Verwertung von Nahrungsfetten spielt die Galle eine sehr wichtige Rolle, denn sie gibt Gallensäuren zur Fettverdauung in den Dünndarm ab. Fette sind aufgrund ihrer Struktur nicht wasserlöslich; Gallensäure verbessert ihre Wasserlöslichkeit und erhöht auch die Angreifbarkeit der Fette durch Verdauungsenzyme. Nur die durch Gallensäure »emulgierten« Fette lassen sich mithilfe der Pankreas-Lipase – einem Enzym der Bauchspeicheldrüse – aufspalten und verdauen. Erst durch das Zusammenwirken von Gallensäure und Bauchspeicheldrüsen-Enzymen wird die Aufnahme der Fette aus dem Darm in die Blutbahn ermöglicht.

Ein Mangel an Gallensäure führt zu einer deutlichen Einschränkung der Fettverdauung und kann unterschiedliche Ursachen haben:

- Wenn der eigentlich nur sehr gering mit Mikroorganismen besiedelte Dünndarm mit Bakterien aus dem Dickdarm überwuchert ist (SIBO-Syndrom), bauen die Bakterien die Gallensäuren ab, bevor diese ihre Verdauungsarbeit erfüllen können.
- Auch bei chronisch entzündlichen Darmerkrankungen wie Morbus Crohn oder Colitis ulcerosa kann der Gallensäurestoffwechsel gestört sein und es kommt zu einem Anstieg des Fettgehalts im Stuhl.

Die Bauchspeicheldrüse produziert eine ganze Reihe von Enzymen, die die Verdauung von Eiweißen, Kohlenhydraten und Fetten unterstützen. Dazu zählen Pankreas-Lipase, Pankreas-Elastase, Trypsin, Chymotrypsin und Alpha-Amylase. Wichtig für die Verdauung von Fett ist das Enzym Pankreas-Lipase; Eiweiß wird vor allem mithilfe der Pankreas-Elastase sowie durch Trypsin und Chymotrypsin verwertet. Für die Spaltung von Stärke und Kohlenhydraten sind die Alpha-Amylasen zuständig.

Wird ein zu hoher Fettgehalt in der Stuhlprobe nachgewiesen, sollte man zunächst nach einer Beeinträchtigung in Galle oder Bauchspeicheldrüse suchen. Bei einer Schwäche der Bauchspeicheldrüse (Pankreasinsuffizienz) fehlen oft Enzyme, die Proteine und Fett zerlegen können.

Was tun, wenn der Fettgehalt im Stuhl zu hoch ist?
Überprüfen Sie Ihre Ernährung und reduzieren Sie die Fettzufuhr. Möglicherweise werden zu wenig Pankreasenzyme gebildet. Eine Bestimmung der Pankreas-Lipase im Stuhl gibt Auskunft über die Enzymproduktion der Bauchspeicheldrüse. Ist

die Elastase im Stuhl verringert, sollte eine genauere ärztliche Untersuchung der Bauchspeicheldrüse erfolgen. Obwohl die Pankreas-Elastase vornehmlich für die Eiweißverdauung von Bedeutung ist, gilt sie als ein »Gesamtmarker« für die Gesundheit der Bauchspeicheldrüse. Deshalb kann die Bestimmung dieses Enzyms auch bei erhöhten Fettwerten im Stuhl sinnvoll sein. Die Einnahme von Enzymen kann die Arbeit der Bauchspeicheldrüse unterstützen.

Ob ausreichend Gallensäuren produziert und auch zum größten Teil wieder resorbiert werden, lässt sich durch die Messung der Gallensäuren im Stuhl überprüfen. Weicht die Menge der Gallensäuren vom Normwert ab, sollte eine ausführliche Untersuchung von Leber, Galle und Darm erfolgen. Sind die Gallensäurewerte im Stuhl erhöht, kann ein sogenanntes Gallensäureverlustsyndrom verantwortlich sein. Gallensäuren werden, nachdem sie ihre Arbeit getan haben, zum größten Teil im Dünndarm wieder in den Körper zurückgeführt und stehen dann erneut zur Fettverdauung zur Verfügung. Nur etwa 10 Prozent werden vom gesunden Darm ausgeschieden. Allerdings ist die Menge der ausgeschiedenen Gallensäuren nicht jeden Tag gleich. Eine mehrfache Untersuchung des Gallensäuregehalts im Stuhl an unterschiedlichen Tagen ist deshalb sinnvoll.

Lassen Sie auch ein SIBO-Syndrom, eine Fehlbesiedelung des Dünndarms, durch einen Atemtest ausschließen.

Erhöhter Eiweißgehalt im Stuhl

Ist der Eiweißgehalt im Stuhl zu hoch, kann das ebenfalls verschiedene Ursachen haben. Die erste und naheliegendste sind Ernährungsfehler. Ist die Ernährung prinzipiell sehr eiweißreich oder werden große Mengen Eiweiß innerhalb kurzer Zeit gegessen, dann ist der Magen-Darm-Trakt mit der Eiweißverdauung schlicht und ergreifend überfordert. Ein Teil des Eiweißes gelangt dann unverdaut in den Dickdarm und lässt sich im Stuhl nachweisen. Ähnliches passiert auch, wenn eiweißhaltige Nahrungsmittel wie zum Beispiel Fleisch nicht richtig gekaut werden. Dann sind die Stücke zu groß, bieten nicht genug Angriffsfläche und können deshalb im Darm nicht vollständig von den Verdauungssäften und -enzymen aufgespalten werden.

Da die Magensäure ebenfalls einen großen Teil zur Eiweißverdauung beiträgt und diese Arbeit nur leisten kann, wenn sie sauer genug ist, kann alles, was den niedrigen pH-Wert des Magensaftes anhebt, zu einer Störung der Eiweißverdauung führen. Werden Magentabletten (Protonenpumpenhemmer) eingenommen oder besteht eine chronische Magenschleimhautentzündung, dann kann es sein, dass zu wenig saurer Magensaft zur Verfügung steht. Auch während der Mahlzeit sehr viel zu trinken, verdünnt den Magensaft und senkt so möglicherweise seine Fähigkeit zur Proteinverdauung.

Erhöhter Stärkegehalt im Stuhl

Der Nahrungsbestandteil Stärke gehört zur Gruppe der Kohlenhydrate und kommt in pflanzlichen Nahrungsmitteln vor. Kohlenhydrate werden unterteilt in Einfach-, Zweifach- und Mehrfachzucker. Stärke ist der wichtigste Vertreter der Mehrfachzucker. Besonders stärkereich sind Weizen, Mais, Reis, Hülsenfrüchte und Kartoffeln.

Es gibt verschiedene Arten von Stärke, die teilweise leicht verdaulich sind, teilweise aber auch nicht verdaut werden. »Unverdauliche Stärke« kann von Enzymen des oberen Verdauungstrakts nicht angegriffen werden und gelangt so unverändert in den Dickdarm. Diese »resistente Stärke« gilt als »Futter« für die nützlichen Darmbakterien, kann aber auch Blähungen und Durchfall verursachen, wenn das Mikrobiom zu wenige stärkeabbauende Bakterien enthält. Wenn vermehrt Stärke im Stuhl nachgewiesen wurde, dann kann es sein, dass vor der Stuhlentnahme eine stärkereiche Mahlzeit verzehrt wurde. Auch bei zu hastigem Essen wird die Stärke manchmal nicht richtig verdaut. Ein Teil der Stärkeverdauung findet nämlich bereits im Mund statt. Bestimmte Enzyme im Speichel (Amylasen) beginnen bei längerem Kauen schon mit dem Abbau dieses Mehrfachzuckers. Wenn Sie das alles ausschließen können, die Werte aber zu hoch sind, dann sollten Sie die Verdauungsleistung der Bauchspeicheldrüse ärztlich untersuchen lassen.

Wurde ein zu hoher Eiweiß-, Fett- oder Stärkegehalt in der Stuhlprobe nachgewiesen, dann sollte sich eine Analyse weiterer Stuhlparameter anschließen. Durch Bestimmung der Pankreas-Elastase und der Gallensäuren im Stuhl lassen sich Rückschlüsse auf die Arbeit von Leber, Galle und Bauchspeicheldrüse ziehen. Ist die Pankreas-Elastase zu niedrig, dann sollte die Bauchspeicheldrüse durch eine Ultraschallkontrolle und durch die Bestimmung weiterer Blutparameter näher untersucht werden.

KAPITEL 3

Keim-Clans und Bakterien-Banden, die man kennen sollte

Teamwork im Darm

Theoretisch könnten wir tausend oder mehr unterschiedliche Arten von Mikroorganismen in unserem Darm beherbergen. In der Praxis sind es meistens aber nur ein paar Hundert. In Kapitel 4 – »Das Who's Who der Darmbakterien« – stelle ich Ihnen die wichtigsten Vertreter ausführlich und alphabetisch geordnet vor. Allerdings lassen sich viele Bakterien auch in größere Gruppen zusammenfassen, die sozusagen im gleichen »Business« tätig sind, also ähnliche Aufgaben haben. Die Einteilung erfolgt deshalb nach bestimmten Fähigkeiten der Bakterien – zum Beispiel Buttersäure bilden zu können oder Fäulnisprozesse zu fördern – oder aber nach bestimmten Merkmalen der Keime, zum Beispiel dem entzündungsfördernden LPS in den Zellwänden mancher Mikroorganismen. Im folgenden Kapitel finden Sie also zunächst die wichtigsten Gruppen, die oft auch in der Mikrobiomanalyse aufgeführt werden.

Die kurzkettigen Fettsäuren Butyrat, Propionat und Acetat

Unsere Darmflora bildet zahlreiche Stoffwechselprodukte, die im Körper für unsere Gesundheit wichtige Aufgaben übernehmen. Vor allem die Gruppe der kurzkettigen Fettsäuren, zu der Propionat (Propionsäure) und Butyrat (Buttersäure) gehören, sind bedeutende Gesundheitsbooster. Auch Acetat (Essigsäure) zählt zu den kurzkettigen Fettsäuren. Der Acetatspiegel und die Zahl der acetatbildenden Bakterien sollte aber nicht zu hoch sein, denn dann drohen Gewichtsprobleme.

Kurzkettige Fettsäuren entstehen im Darm durch den bakteriellen Abbau sogenannter Präbiotika. Präbiotika sind pflanzliche Ballaststoffe, die wir nicht verdauen können und die deshalb unverändert in den Dickdarm gelangen und dort als »Bakterienfutter« zur Verfügung stehen. Die Mikroorganismen wandeln sie dann in wertvolle Fettsäuren um.

Für die Bildung dieser kurzkettigen Fettsäuren sind verschiedene Gruppen spezialisierter Bakterien zuständig.

Butyratbildner

Butyrat (Buttersäure) riecht ziemlich übel und findet unter anderem in Stinkbomben Verwendung. Doch das sollte uns nicht stören, denn Butyrat hat auch deutlich angenehmere Eigenschaften. Für unsere Darmflora ist Buttersäure eine wichtige Energiequelle. Mehr als 70 Prozent der Energie, die die Darmschleimhaut benötigt, gewinnt sie aus Fettsäuren, vor allem aus Butyrat. Ohne Butyrat würden die Darmzellen verkümmern, deshalb sind die Buttersäure produzierenden Bakterien enorm wichtig für eine stabile Darmbarriere und sie können auch einem Leaky-Gut-Syndrom (= erhöhte Durchlässigkeit des Darms) vorbeugen. Doch die Butyratproduzenten tun noch viel mehr für unsere Gesundheit. Sie kontrollieren wichtige Prozesse des Immunsystems und verhindern dadurch überschießende Immunantworten und chronische Entzündungen nicht nur im Darm, sondern im ganzen Körper. Eine ausreichend Buttersäurebildung scheint sogar das Darmkrebsrisiko zu verringern, denn sie kann veränderte, entartete Darmzellen in die Selbstzerstörung (Apoptose) treiben. Deshalb sollten ausreichend butyratbildende Bakterien im Darm vorhanden sein.

Weil Buttersäure so wichtig ist, sind butyratbildende Bakterien die heimlichen Helden des Mikrobioms. Glücklicherweise besitzen wir eine ganze Reihe von Bakterien, die zur Butyratbildung in der Lage sind.

Bei nahezu allen Krankheiten, bei denen etwas im Körper schiefläuft, fehlen butyratbildende Bakterien und die Butyratspiegel sind niedrig. Leider lässt sich keiner dieser Keime direkt als Nahrungsergänzungsmittel zuführen. Es ist aber möglich, die entsprechenden Bakterien indirekt zu stärken.

Die wichtigsten Butyratbildner: Faecalibacterium prausnitzii, Eubacterium-Arten, Roseburia-Arten, Ruminococcus-Arten, Butyrivibrio crossotus.

So erhöhen Sie Ihren Butyratspiegel:

> Um ausreichend Butyrat zu bilden, benötigen wir die passenden Bakterien und eine ausreichende Versorgung mit resistenter Stärke. Damit können sie sich gut entwickeln und vermehren. Versuchen Sie, täglich etwa 5 bis 10 Gramm resistente Stärke aufzunehmen. Welche Nahrungsmittel besonders viel davon enthalten, finden Sie ab Seite 229.
> Eine mediterrane Ernährung lässt die Spiegel kurzkettiger Fettsäuren ansteigen und erhöht die Zahl butyratbildender Bakterien. Eine proteinreiche Low-Carb-Ernährung bewirkt übrigens das Gegenteil.
> Butyrat kann auch als Nahrungsergänzungsmittel (Natriumbutyrat) eingenommen werden. Die Tagesdosis liegt bei 600 Milligramm. Auf Dauer sollten aber die Butyratbildner diese Aufgabe übernehmen.

Propionatbildner

Propionsäure (Propionat) ist eine weitere wichtige Fettsäure, die häufig gemeinsam mit Butyrat agiert. Ihr Aufgabenbereich im Körper ist vor allem die Regulierung von Gewicht, Appetit und Zuckerstoffwechsel. Menschen, die zahlreiche Propionat produzierende Bakterien im Darm haben, fällt es leichter abzunehmen und ihr Gewicht zu halten. Propionsäure kann nämlich die Produktion des Sättigungshormons Peptid YY anregen. Dieses wird über die Blutbahn direkt zum Gehirn befördert, wo es in bestimmten Regionen, vor allem dem Appetitzentrum, andockt. Fehlt der Botenstoff, stellt sich kein Sättigungsgefühl ein. Studien haben gezeigt: Veränderte man die Hormonproduktion bei Mäusen so, dass sie nicht mehr in der Lage waren, Peptid YY zu bilden, wurden sie innerhalb kürzester Zeit übermäßig dick. Propionat ist offensichtlich in der Lage, niedrige Sättigungshormonspiegel wieder anzuheben. Erhielten übergewichtige Personen Propionat, stieg bei ihnen ebenfalls der Peptid-YY-Spiegel an. Sie aßen weniger und verloren nach und nach Pfunde. Wurden StudienteilnehmerInnen, die unter Propionateinfluss standen, Fotos leckerer Gerichte gezeigt, reagierten sie nicht mit Appetit oder Heißhunger – analog dazu reagierten ihre Gehirnregionen, die Hunger signalisieren, nur schwach.

Daneben ist Propionsäure ein wichtiger Immunmodulator und nimmt, zusammen mit Butyrat, Einfluss auf bestimmte Abwehrzellen. Dadurch kann Propionat das Risiko für Allergien und Autoimmunerkrankungen senken.

Propionatmangel scheint auch eine Erklärung zu sein für den nachgewiesenen Anstieg von Lungenkrankheiten bei einer ballaststoffarmen Fast-Food-Ernährung. Schon länger weiß man, dass eine Ernährung, die reich an Obst, Gemüse und Vollkornprodukten ist, das Risiko für Asthma deutlich senken kann. Schweizer Wissenschaftler haben nun festgestellt, wie das funktioniert. Bindeglied scheint die Propionsäure zu sein: Wird im Darm aus der ballaststoffreichen Ernährung Propionat gebildet, dann wandert die Fettsäure in die Kinderstube unserer Abwehrzellen, ins Knochenmark, wo Propionsäure den noch unreifen Abwehrzellen wichtige Entwicklungsimpulse gibt. Sind die Immunzellen reif und dürfen das Knochenmark verlassen, gehen sie auf Wanderschaft durch den Körper und kommen auch in die Lunge. Sie unterbinden zu starke Abwehrreaktionen, die typisch für Asthma sind, und können auch Symptome anderer Lungenerkrankungen verringern.

Selbst als legales Doping könnte Propionsäure Karriere machen, denn sie steigert die Leistungsfähigkeit von Ausdauersportlern. Sowohl viele Propionat produzierende Veillonella-Bakterien im Darm als auch eine Extradosis Propionat sind Rückenwind für Athleten.

Propionatbildner sind: Prevotella, Bacteroides fragilis, Akkermansia muciniphila, Propionibacterium, Lachnospiraceae, Veillonella, Clostridien und Peptostreptococcus.

So erhöhen Sie Ihren Propionatspiegel:

- Mit einer funktionierenden Darmflora und vielen Propionatbildnern können wir aus 20 Gramm nichtverdaulichen Pflanzenstoffen (Präbiotika) rund 600 Milligramm Propionat produzieren und damit für ein ausgeglichenes Immunsystem sorgen. Dazu müssen wir aber ausreichend Ballaststoffe aufnehmen.
- Inulin, ein Präbiotikum, das in Spargel, Knoblauch, Chicorée, Topinambur, Pastinaken, Artischocken, Lauch oder Zwiebeln vorkommt, kann besonders gut in Propionat umgewandelt werden und fördert gleichzeitig auch die Bakterien, die Propionat bilden können.
- Propionsäure entsteht außerdem, wenn wir Ausdauersport treiben. Dann bauen bestimmte Bakterien (Veillonella) die anfallende Milchsäure in Propionsäure um.

> Bakterien, die Propionsäure herstellen können, kommen auch im Schweizer Emmentaler-Käse vor.
> Propionsäure kann zudem als Nahrungsergänzungsmittel (Natriumpropionat oder Kalziumpropionat) eingenommen werden. In Studien ließ sich auch dadurch ein Anstieg der Sättigungshormone sowie auf längere Sicht eine Gewichtsreduktion erzielen. Die Dosierung liegt bei 500 Milligramm bis 1 Gramm täglich. Achtung: Bei Diabetes sollte kein hoch dosiertes Propionat eingenommen werden, da es zu einer leichten Erhöhung des Blutzuckerspiegels führen kann.

Acetatbildner

Acetat kennen Sie aus der Küche: Es handelt sich um die gute, alte Essigsäure. Doch diese Essigsäure wird auch von Bakterien im Verdauungstrakt produziert – je nachdem, wie wir uns ernähren. Bei Nagetieren kurbelt fettreiches Futter die Acetatbildung stark an. Unsere Darmflora bildet bei hochkalorischer und fettreicher Ernährung ebenfalls mehr Essigsäure. Ähnlich wie Propionat und Butyrat gelangt auch Acetat durch die Darmwand und erreicht auf dem Blutweg das Gehirn. Und dort ist Acetat der Gegenspieler des Propionats. Essigsäure stimuliert den Vagusnerv, und der sorgt dann für die Ausschüttung zweier Botenstoffe: Ghrelin und Insulin. Ghrelin ist ein appetitanregendes Hormon, das unter anderem im Magen und in der Bauchspeicheldrüse produziert wird. Ist viel Ghrelin im Blut, dann bekommen wir Heißhunger. Insulin ist das einzige blutzuckersenkende Hormon unseres Körpers, denn es ist in der Lage, Zucker (und damit Kalorien) in die Zellen zu befördern. Zu viel Insulin füllt die Fettzellen und sorgt für mehr Pfunde auf den Hüften. Auch die acetatbildenden Bakterien haben ihre Bedeutung in einem gesunden Mikrobiom, ihre Zahl sollte aber nicht zu hoch sein.

Die wichtigsten Acetatbildner: Dorea, Bacteroides, Alistipes, Enterococcus, Coprococcus, Clostridien.

Actinobakterien

Actinobakterien stellen einen von fünf dominierenden Bakterienstämmen im Darm dar. Ihr Anteil am Mikrobiom beträgt normalerweise etwas weniger als zehn Prozent. Zu dieser Gruppe zählen unter anderem die nützlichen Bifidobakterien. Bei Diabetikern ist die Zahl der Actinobakterien oft verringert.

Säuerungsbakterien

Die Säuerungsflora macht – wie der Name bereits vermuten lässt – den Darm »sauer«, sorgt also für einen niedrigen pH-Wert. Ein gesunder Stuhl-pH-Wert sollte etwa zwischen 5,5 und 6,5 liegen. Dieser saure pH-Wert ist wichtig für unsere Darmgesundheit, da er Ausbreitung und Ansiedelung unerwünschter Keime, wie zum Beispiel der Fäulnisbakterien, verhindern und das Wachstum gesunder Bakterien fördern kann. Man bezeichnet diesen Schutz vor einer Ansiedelung krank machender Bakterien als »Kolonisationsresistenz«. Fehlen Säuerungsbakterien, dann kommt es manchmal zu Magen-Darm-

Beschwerden – bedingt durch eine übermäßige Ausbreitung von Fäulnisbakterien oder Bakterien, die Histamin bilden.

Mögliche Ursache eines Mangels an Säuerungsbakterien kann eine einseitige, ballaststoffarme oder eine zu eiweiß- und zu fettreiche Ernährung sein. Dieser Mangel lässt sich meist leicht beheben: Milchsäurebakterien können alle mit Nahrungsergänzungsmitteln eingenommen werden. Dennoch reicht es nicht immer aus, nur Präparate einzunehmen, denn nicht bei allen Menschen siedeln sich die fehlenden Milchsäurebakterien so leicht an. Optimal ist es, wenn parallel zur Einnahme von Milchsäurebakterien auch die Bedingungen im Darm verbessert werden. Eine ballaststoffreiche Ernährung macht es den nützlichen Mikroorganismen leichter.

Nicht nur Nahrungsergänzungsmittel enthalten diese Säuerungsbakterien. Natürlicherweise sind sie auch in vergorenen Lebensmitteln enthalten. Zu den Säuerungsbakterien gehören die recht bekannten Bifidobakterien oder Lactobacillus-Arten. Bifidobacterium und Lactobacillus sind »Oberbegriffe« für eine ganze Gruppe von ähnlichen Keimen. Man könnte das mit dem Nachnamen einer Familie vergleichen. Da gibt es das zum Beispiel Lactobacillus paracasei und Lactobacillus plantarum. Daneben gehören aber auch noch Lactobacillus gasseri, Lactobacillus acidophilus und viele andere zu dieser Großfamilie. Und jedes Mitglied kann etwas anderes. Deshalb ist es wichtig, bei Beschwerden und Erkrankungen die richtigen Keime zu nehmen. In Studien hat man zum Beispiel herausgefunden, dass Lactobacillus gasseri schlank, Lactobacillus acidophilus aber eher dick macht. Auch wenn beide aus der gleichen Familie kommen, wirken sie doch ganz unterschiedlich.

Die wichtigsten Säuerungsbakterien: Lactobacillus (die eigentlichen »Milchsäurebakterien«), Bifidobakterien, Enterococcus-Arten.

Enterobacteriaceae – Enterobakterien

Die Gruppe der Enterobakterien zählt zu den weniger erwünschten Keimen im Darm. Sie sind in der Umwelt weitverbreitet, deshalb nehmen wir sie häufig über schlecht gewaschene Rohkost zu uns. In geringer Zahl gehören einige Bakterien aus dieser Gruppe zur normalen Darmflora. Doch gegen zu viele Enterobakterien müssen wir etwas tun, denn sie können das Risiko für unterschiedliche Krankheiten erhöhen. Zusammenhänge unter anderem zwischen einer Vermehrung bestimmter Enterobakterien-Gruppen und Gefäßverkalkung, nicht-alkoholischer Fettlebererkrankung, Nahrungsmittelallergien, Neurodermitis, Überwucherung des Dünndarms und weiteren Problemen konnten mittlerweile in verschiedenen Studien nachgewiesen werden.

Da viele Mikroorganismen aus dieser Gruppe auch zu den Fäulnisbakterien zählen, die sich bei einer eiweiß- und fettreichen Ernährung gut entwickeln, kann die Zahl der Enterobakterien bei einer typisch westlichen Ernährung deutlich ansteigen. Durch die Zersetzung der Eiweiße bilden sich schädliche Substanzen wie Ammoniak und andere Toxine, die zu Entzündungen der Darmschleimhaut führen können. Auch der pH-Wert des Stuhls steigt an, wenn viele Enterobakterien im Darm nachgewiesen wurden. Ein zu hoher pH-Wert im Darm behindert die gesunde Entwicklung des Mikrobioms. Milchsäurebakterien können den pH-Wert wieder in einen gesunden, niedrigen, leicht sauren Bereich senken und die Zahl der Enterobakterien wieder in den psychologisch normalen Bereich absenken.

Die wichtigsten Enterobakterien (Enterobacteriaceae): Citrobacter, Enterobacter, Escherichia coli, Hafnia, Klebsiellen, Serratia, Morganella, Proteus, Pseudomonas und Yersinia.

Mucinspaltende Bakterien

Mucinspaltende Bakterien sind sozusagen die Hausmeister des Darms. Ihr Job ist es, die Schleimschicht, die die Darmwand überzieht, immer wieder auszubessern und so einer erhöhten Durchlässigkeit vorzubeugen. Diese Bakterien, die Inulin und resistente Stärke benötigen, haben zugleich eine entzündungshemmende Wirkung. Menschen mit Gewichtsproblemen beherbergen meistens zu wenige dieser Bakterien im Darm.

Die wichtigsten mucinspaltenden Bakterien: Akkermansia muciniphila, Prevotella-Arten.

Ballaststoffabbauende Bakterien – die saccharolytische Flora

Saccharolytische Bakterien sind für die Spaltung und Vergärung komplexer Kohlenhydrate wie Zellulose oder resistente Stärke verantwortlich. Bei der Spaltung entsteht Milchsäure, die von anderen Bakterien weiterverarbeitet wird. Bakterien wie

Ruminococcus bromii oder Faecalibacterium prausnitzii nutzen die Milchsäure als Grundlage für die Herstellung von Buttersäure (Butyrat). Eine Schlüsselrolle beim Abbau komplexer Kohlenhydrate spielt Bifidobacterium adolescentis. An diesem Beispiel sehen Sie, wie eng verflochten das Netz der Darmbakterien ist und welche Bedeutung ein ausgeglichenes Verhältnis der Keime hat.

Die wichtigsten ballaststoffabbauenden Bakterien: Bifidobacterium adolescentis, einige Clostridien-Arten wie Ruminococcus.

Neuroaktive Flora

Es klingt verrückt, aber unser Denken, Fühlen und Handeln wird nicht allein von unserer Erziehung und Erfahrung bestimmt. Auch das Mikrobiom mischt sich ein, wenn es um Stimmungen, geistige Leistungsfähigkeit, Wohlbefinden, Vorlieben oder Abneigungen geht. Bestimmte Darmbakterien sind nämlich in der Lage, Nervenbotenstoffe oder Vorstufen davon zu bilden beziehungsweise deren Produktion zu hemmen. Sie sind also »neuroaktiv«, das heißt, sie wirken auf das Nervensystem ein. Dadurch können sie Einfluss auf unsere Psyche nehmen und beispielsweise Depressionen, Stressbelastungen oder Ängste entweder lindern oder verstärken. Ein gesundes Mikrobiom sorgt für Entspannung und Wohlbefinden. Zahlreiche Studien konnten diese enge Verbindung zwischen Darm und Nervensystem beziehungsweise Gehirn gut belegen. Unser Stresshormonspiegel (Cortisol) hängt zum Teil vom Zustand des Mikrobioms ab und lässt sich sogar direkt durch bestimmte probiotische Bakterien senken. Interessant sind auch Bakterien, die Tryptophan oder GABA produzieren oder deren Wirkung blockieren.

Tryptophan ist ein Eiweißbaustein (Aminosäure), der im Darm gebildet wird und die Vorstufe des Glückshormons Serotonin darstellt. Das Bakterium Alistipes kann die Verfügbarkeit von Tryptophan hemmen und so zu einem Mangel an Serotonin führen. Menschen, die unter Depressionen leiden, produzieren oft nicht nur zu wenig vom Glückshormon Serotonin, sondern sie haben häufig auch weniger Tryptophan im Blut als Gesunde.

Zumindest bei Tieren ließ sich die Menge dieser stimmungsaufhellenden Aminosäure durch die Gabe des probiotischen Bakteriums Bifidobacterium infantis deutlich erhöhen.

GABA (Gamma-Aminobuttersäure), ein beruhigender Nervenstoff, verlangsamt die Reizübertragung zwischen den Muskeln, wirkt beruhigend auf unsere Psyche und kann helfen, Stress abzubauen. Das Bakterium Oscillibacter hemmt durch die Bildung von Valeriansäure diese entspannende Wirkung. Valeriansäure blockiert die GABA-Rezeptoren und somit auch die entspannende und ausgleichende Wirkung des Nervenbotenstoffs.

Aber es gibt auch probiotische Bakterien, die selbst GABA bilden können und so zu unserem Wohlbefinden beitragen. Dazu zählen unter anderem die probiotischen Bakterien Lactobacillus rhamnosus, Lactobacillus paracasei, Lactococcus lactis, Lactobacillus plantarum, Lactobacillus brevis, Bifidobacterium adolescentis und Bifidobacterium dentium.

Fäulnis- und LPS-Keime

Fäulniskeime – das hört sich zunächst nicht sehr appetitlich an. Aber auch sie haben ihre Bedeutung für das Mikrobiom und lassen sich auch im gesunden Darm nachweisen. Übersteigt ihre Anzahl aber einen gewissen Wert, können Beschwerden auftreten. Fäulniskeime verwerten hauptsächlich Eiweiß (Proteine) und Fette. Dabei entstehen unter anderem Gase, die sich in Blähungen äußern können, sowie das schädliche Stoffwechselprodukt Ammoniak. Auf Dauer können Fäulnisbakterien die Darmschleimhaut schädigen und durch die Ammoniakbildung die Leber überlasten.

Die Leber ist bekanntermaßen zuständig für den Abbau giftiger Stoffe, auch das von Fäulnisbakterien produzierte Ammoniak zählt dazu. Befinden sich zu viele Fäulnisbakterien im Darm, dann ist die Leber auf Dauer mit der Entgiftung überfordert und das kann zu einer »nicht-alkoholischen Fettlebererkrankung« (NASH) führen – ebenso besteht die Gefahr eines steigenden Krebsrisikos. Auch Menschen, die nie einen Tropfen Alkohol anrühren, können sich durch die »falschen« Bakterien Leberschäden zuziehen.

Gleichzeitig zählen diese Bakterien zu den sogenannten LPS-Keimen. »LPS« steht für »Lipopolysaccharide«. Diese kommen in den Zellwänden von Escherichia coli, Citrobacter und Co. vor. LPS ist eine Art Gift, das die Bakterien abgeben. Gelangt dieses Toxin in die Darmwand oder ins Blut, löst es im ganzen Körper Entzündungen aus. Obwohl diese leichten, aber chronischen Entzündungen nicht zu spüren sind, machen sie auf Dauer krank. Führt die Störung des Mikrobioms auch noch zur Entwicklung eines Leaky-Gut-Syndroms (siehe ab Seite 194) – also einer erhöhten Durchlässigkeit der Darmbarriere –, dann gelangen die schädlichen Metaboliten und Toxine aus dem Darm in hoher Konzentration in die Gefäße und können zahlreiche Erkrankungen wie Übergewicht, Zuckerkrankheit, Arterienverkalkung, Autoimmunerkrankungen, chronische Schmerzen und so weiter begünstigen. Das Ausmaß der unterschwelligen Entzündungen kann mit einer Calprotectin-Messung im Stuhl oder im Serum bestimmt werden. Die Zahl der LPS-Keime lässt sich reduzieren, wenn weniger tierisches Eiweiß und Fett auf dem Speiseplan stehen, dafür aber mehr Ballaststoffe. Auch die Zufuhr von Säuerungsbakterien schafft im Darm ein Klima, das die Zahl dieser unerwünschten Mikroorganismen senken kann.

Die wichtigsten Fäulnis- und LPS-Keime: Escherichia coli, Citrobacter, Enterobacter, Klebsiella, Pseudomonas, Sutterella, Providencia, Serratia.

Histaminbildende Bakterien

Histamin ist ein natürliches Gewebehormon, das bei Allergien eine Rolle spielt, aber auch für das Immunsystem wichtig ist. Histaminbildende Bakterien lassen sich in niedriger Zahl auch im gesunden Darm nachweisen. Übersteigt deren Menge aber einen bestimmten Wert, können Beschwerden auftreten, die oft einer Allergie sehr ähnlich sind. Eine sinnvolle Abklärung einer Histaminintoleranz umfasst deshalb neben der Bestimmung der Diaminooxidase (DAO) auch eine Untersuchung auf mikrobielle Histaminbildner.

Wenn Sie eine Histaminintoleranz bessern oder sogar zum Verschwinden bringen möchten, dann sollte der Aufbau einer gesunden Darmflora und die Reduktion dieser Keime an erster Stelle stehen. Eine ausreichende Anzahl buttersäureproduzierender Bakterien wie Faecalibacterium prausnitzii sowie eine große bakterielle Vielfalt scheinen die Symptomatik zu verbessern. Inhaltsstoffe aus grünem Tee, Präparate oder Tee aus der Pflanze Mädesüß und der Wirkstoff Quercetin können bei einer Histaminintoleranz ebenfalls wirksam sein, da sie histaminbildende Enzyme der Bakterien blockieren.

Die wichtigsten histaminbildenden und histaminfreisetzenden Bakterien: Morganella, Hafnia alvei, Clostridien, Escherichia coli, Serratia, Klebsiella, Citrobacter, Enterobacter, Helicobacter pylori.

Sulfatreduzierende Bakterien

Sulfate sind natürliche Schwefelverbindungen, die wir zum Beispiel über das Trinkwasser oder mit Trockenfrüchten oder Rindfleisch aufnehmen. Bedenklich werden Sulfate, wenn sie durch sogenannte sulfatreduzierende Bakterien in das Zellgift Schwefelwasserstoff umgebaut werden. Sulfatreduzierende Bakterien sollten deshalb nur in geringer Zahl im Darm vorhanden sein.

Die wichtigsten sulfatreduzierenden Bakterien: Desulfobacter, Desulfovibrio, Desulfuromonas.

Verrucomicrobia

Verrucomicrobia stellen einen von fünf dominierenden Bakterienstämmen im Darm dar. Ein bedeutender Vertreter dieser Gruppe ist das Bakterium Akkermansia muciniphila. Es befindet sich in der Schleimschicht des Darms, erneuert diese und sorgt so dafür, dass die Darmschleimhaut gesund bleibt. Beim Abbau des Schleims produzieren Verrucomicrobia die kurzkettigen Fettsäuren Acetat (Essigsäure) und Propionat (Propionsäure), die wiederum die Entwicklung eines anderen wichtigen Bakteriums – Faecalbacterium prausnitzii – fördern. Verrucomicrobia spielen deshalb eine wichtige Rolle für die Darmbarriere und wirken einem Leaky gut-Syndrom entgegen.

Das Verhältnis bestimmter Bakterienstämme zueinander

In unserem Darm lebt ein Heer von Bakterien, die teilweise gegensätzliche Ziele verfolgen. Da gibt es zum Beispiel Bakterien, die Entzündungen fördern, und andere, die Entzündungen hemmen, oder Keime, die unsere Nahrungskalorien besonders gut ausnutzen, während andere in diesem Punkt eher »nachlässig« arbeiten. Im Prinzip benötigen wir all diese unterschiedlichen Mikroorganismen mit ihren individuellen Fähigkeiten in einem ausgewogenen Verhältnis, denn Bakterien bilden häufig Netzwerke und kooperieren miteinander. Es ist also wichtig, dass sich diese Mikroorganismen in einer gesunden Balance befinden. Aus diesem Grund wird in vielen Mikrobiomanalysen auch das Verhältnis der einzelnen Bakterienstämme zueinander ausgewiesen.

Prevotella/Bacteroides-Ratio

Sind in unserem Darm zu viele Prevotella- und zu wenige Bacteroides-Bakterien vorhanden, ist das Verhältnis zwischen Prevotella und Bacteroides (die sogenannte Prevotella/Bacteroides-Ratio) also zu hoch, dann steigt das Risiko für Rheuma (rheumatoide Arthritis) nachweislich an. Rheumatoide Arthritis ist eine Autoimmunerkrankung, die zu Gelenkschmerzen führen kann. In Studien hatten RheumapatientInnen – verglichen mit gesunden Personen – häufig zu viele Prevotella- und zu wenige Bacteroides-Keime. Einen ungünstigen Einfluss auf den Verlauf der Erkrankung scheint vor allem das Bakterium Prevotella copri zu haben.

Firmicutes/Bacteroidetes-Ratio

Die Darmflora gilt als wichtige Schaltstelle für die Energiegewinnung, den Stoffwechsel und die Bildung von Fettdepots. Sie entscheidet darüber, ob wir eher gute oder schlechte »Futterverwerter« sind. Von Bedeutung sind dabei die Firmicutes und die Bacteroidetes, das sind die beiden dominierenden Bakteriengruppen im menschlichen Darm, denn über 90 Prozent aller Mikroorganismen im Verdauungstrakt lassen sich entweder der einen oder der anderen Gruppe zuordnen. Vor allem die Gruppe der Firmicutes kann Gewichtsprobleme verursachen. Diese »Moppelbakterien« holen selbst aus eigentlich unverdaulichen Nahrungsbestandteilen noch Kalorien heraus. Nehmen Firmicutes zu, werden mehr Kohlenhydrate über die Darmschleimhaut aufgenommen.

In zahlreichen Studien konnte gezeigt werden, dass das Verhältnis von Firmicutes zu Bacteroidetes sehr eng mit dem Körpergewicht und der Neigung zu Gewichtsproblemen in Verbindung steht. Es verwundert daher nicht, dass bei Zuckerkranken ebenfalls Firmicutes dominieren. Auch bei Reizdarm ist das Verhältnis zwischen Firmicutes und Bacteroidetes häufig zugunsten der Firmicuten verschoben.

Bei Gewichtsproblemen ist es deshalb sinnvoll, das Verhältnis zwischen diesen beiden Bakterienstämmen zu harmonisieren. Die Firmicutes/Bacteroidetes-Rate (F/B-Rate) lässt sich durch die reichliche Zufuhr von sekundären Pflanzenstoffen – vor allem Polyphenolen aus Beeren, Kräutern, Obst, Gemüse und Tee – senken und damit die Darmflora in Richtung »schlank« beeinflussen. Auch präbiotische Ballaststoffe unterstützen die Vermehrung der Bakterien, die Übergewicht entgegenzuwirken vermögen.

Stuhldiagnostik – weitere Kenngrößen zur Darmgesundheit

Bestimmte Marker liefern bei unklaren Beschwerden zusätzliche Informationen darüber, wie es dem Darm geht – ob ihn Entzündungen quälen, das Immunsystem überstrapaziert wird oder die Darmbarriere schwächelt. In der Regel werden diese Werte in einer Mikrobiomanalyse nicht mitbestimmt, sondern deren Erhebung sollte bei entsprechenden Beschwerden extra im Labor angefordert werden. Nachfolgend sind die wichtigsten Parameter aufgeführt.

Alpha-1-Antitrypsin

Alpha-1-Antitrypsin ist ein Marker für die Stabilität unserer Darmbarriere. Normalerweise lassen sich nur geringe Mengen davon im Stuhl nachweisen. Der vermehrte Nachweis weist darauf hin, dass dieser Schutzmechanismus gestört ist.

Alpha-1-Antitrypsin wird vor allem in der Leber gebildet, in den Darm wird es bei Entzündungen und bei einer erhöhten Durchlässigkeit der Darmschleimhaut (Leaky-Gut-Syndrom) abgegeben. Erhöhte Werte im Stuhl findet man aber auch bei allergischen Erkrankungen wie Heuschnupfen, Neurodermitis oder allergischem Asthma. Die Störung der Darmbarriere stellt zudem einen Risikofaktor für die Entwicklung von Nahrungsmittelallergien oder -unverträglichkeiten dar.

Wenn Alpha-1-Antitrypsin im Stuhl erhöht ist, kann das hinweisen auf …

- eine erhöhte Durchlässigkeit der Darmschleimhaut (Leaky-Gut-Syndrom),
- eine verstärkte Neigung zu Allergien aller Art,
- eine Glutenunverträglichkeit,
- einen Magen-Darm-Infekt,
- chronisch entzündliche Darmerkrankungen wie Morbus Crohn oder Colitis ulcerosa.

Bei erhöhten Alpha-1-Antitrypsin-Werten sollte sicherheitshalber auch der Zonulinwert (siehe Seite 69) bestimmt werden.

Calprotectin

Calprotectin ist ein Eiweißstoff, der von bestimmten Immunzellen, den »neutrophilen Granulozyten«, bei Entzündungen gebildet wird. Vor allem bei entzündlichen Darmerkrankungen steigt der Calprotectin-Wert an. Deshalb kann er auf die klassischen entzündlichen Darmerkrankungen wie Morbus Crohn oder Colitis ulcerosa hinweisen, ist aber auch bei vorübergehenden Entzündungen des Darms aus anderen Gründen erhöht. Bei einer Dysbiose, einer Störung des gesunden Mikrobioms, können »Entzündungsbakterien« (zum Beispiel LPS-Keime) Toxine und entzündungsfördernde Substanzen freisetzen und auf diese Weise ebenfalls zu einem Anstieg von Calprotectin beitragen.

Der Calprotectin-Wert ist ein guter Marker für die Stärke der Entzündungen: je höher der Spiegel an Calprotectin, desto stärker das Entzündungsgeschehen im Darm. Ein deutlich erhöhter Calprotectin-Wert sollte deshalb immer genauer abgeklärt werden.

Lactoferrin

Auch Lactoferrin ist ein Entzündungsmarker. Lactoferrin wird von weißen Blutkörperchen (Leukozyten) gebildet. Diese Abwehrzellen wandern bei Entzündungen verstärkt in den Darm ein, wodurch der Lactoferrinwert im Stuhl ansteigt. Lactoferrin gilt deshalb, ähnlich wie Calprotectin, als Entzündungsparameter. Der Wert steigt nicht nur bei chronischen Darmentzündungen an, sondern auch bei Darminfekten, Divertikulitis (Entzündung kleiner Darmausstülpungen), Darmpolypen, Darmtumoren und Nahrungsmittelunverträglichkeiten. Bei unklaren Beschwerden im Magen-Darm-Trakt ist die Bestimmung des Lactoferrins sinnvoll, denn man kann dadurch verschiedene Ursachen gegeneinander abgrenzen. Bei einem Reizdarmsyndrom sind nämlich die Lactoferrinwerte normal. Erhöhte Lactoferrinwerte stellen die Diagnose eines Reizdarmsyndroms deshalb infrage und es sollte nach anderen Ursachen der Beschwerden gesucht werden.

Sekretorisches Immunglobulin A (sIgA)

Der Darm ist ein enorm wichtiges Immunorgan, rund 70 Prozent der Abwehrzellen sind im Verdauungstrakt stationiert. Immunglobuline sind wichtige Waffen unseres Immunsystems, die passgenau auf ihre »Gegner«, also Bakterien, Viren, Pilze oder auch allergieauslösende Pollen oder Nahrungsbestandteile, abgestimmt sind. Immunglobulin A ist eine spezielle »Immunwaffe«, die vor allem zur Verteidigung von Schleimhäuten abgesondert wird. Sekretorisches IgA überzieht die Darmschleimhaut wie ein Schutzanstrich, fängt potenzielle Schadstoffe (zum Beispiel Allergene oder Krankheitserreger) ab und sorgt für deren Beseitigung.

Der sIgA-Gehalt im Stuhl zeigt an, wie stark sich die Abwehrzellen, die unter der Schleimschicht des Darms liegen, mit realen oder vermeintlichen Gegnern auseinandersetzen müssen. Durch die Bestimmung des sekretorischen Immunglobulins A lassen sich Rückschlüsse auf den Zustand des darmeigenen Immunsystems (immunologische Darmbarriere) ziehen.

Sekretorisches sIgA niedrig?

Ist der sIgA-Wert im Stuhl vermindert, spricht das für eine Schwächung des darmeigenen Immunsystems. Das kann auf eine erhöhte Infektanfälligkeit hindeuten und kommt auch häufig bei Erkrankungen mit allergischem Hintergrund wie Heuschnupfen, Neurodermitis, allergischem Asthma und Nahrungsmittelallergien vor.

Was kann ich tun, wenn sIgA zu niedrig ist?

> Nehmen Sie eine gute Mischung probiotischer, also gesunder Bakterien ein. Diese stimulieren das Immunsystem und führen häufig zu einem (moderaten) Anstieg

der sIgA-Werte im Stuhl. So kann das darmeigene Abwehrsystem gestärkt werden.

- Überprüfen Sie, ob Sie ausreichend mit Nährstoffen versorgt sind, die das Immunsystem braucht, wie zum Beispiel Vitamin C, Zink und Aminosäuren.
- Lassen Sie Nahrungsmittelallergien ausschließen.

Sekretorisches sIgA hoch?

Ist der sIgA-Wert im Stuhl erhöht, kann das bedeuten, dass das Immunsystem sich im Moment ziemlich stark anstrengen muss. Auslöser können etwa akute Infekte oder Entzündungen der Darmschleimhaut sein. Da aber auch probiotische, also gesunde, Bakterien das Immunsystem zu Höchstleistungen anspornen – das ist in diesem Fall gut und wünschenswert –, kann auch die Einnahme von Probiotika zu einem (moderaten) Anstieg der sIgA-Werte im Stuhl führen. Dadurch wird das darmeigene Abwehrsystem trainiert und bleibt wachsam.

Was kann man tun, wenn sIgA zu hoch ist?

- Ein hoher sIgA-Wert kann auf Entzündungen hinweisen und sollte weiter abgeklärt werden.
- Überprüfen Sie die Darmbarriere: Alpha-1-Antitrypsin und Zonulin geben Hinweise auf den Zustand der Darmschleimhaut und der Darmbarriere.
- Lassen Sie weitere Entzündungsparameter wie den CRP-Wert ärztlich bestimmen.
- Nehmen Sie Omega-3-Fettsäuren und Kurkuma ein –

in Studien wiesen diese Substanzen entzündungshemmende Eigenschaften auf.

Zonulin

Die Darmschleimhaut ist ähnlich aufgebaut wie eine Ziegelmauer – unter der Schleimschicht liegen die Zellen des Darmepithels dicht an dicht wie eine Reihe Mauersteine. Der »Mörtel«, der sie zusammenhält, besteht aus druckknopfartigen Verbindungen. Diese »Tight Junctions«, die »engen Verbindungen« zwischen den Darmzellen, sind die eigentliche Grenze zwischen dem Darminhalt und dem Körperinneren. Hier wird entschieden, was in den Organismus geschleust wird und was nicht in den Körper darf. Normalerweise sind diese »Druckknopfverbindungen« zwischen den Zellen relativ fest geschlossen. Zonulin, ein Botenstoff, der von den Darmzellen produziert wird, ist quasi der Türsteher, der entscheidet, wen (oder was) er in welchen Mengen in den Körper lässt. Dazu kann Zonulin die Tight Junctions gezielt öffnen, um größere Moleküle oder Abwehrzellen passieren zu lassen. Für diese Aufgabe bilden die Darmzellen kleine Zonulinmengen. Doch manchmal geben die Darmzellen zu viel Zonulin ab und reißen quasi die Tore zum Körperinneren weit auf. Gründe dafür können Darminfekte sein, aber auch eine Störung der Darmflora und das Fehlen wichtiger Darmbarrierebakterien kann die Entstehung eines Leaky-Gut-Syndroms (umgangssprachlich als »löchriger Darm« bezeichnet) fördern.

Zonulin ist, zusammen mit Alpha-1-Antitrypsin, ein Marker, der bei Verdacht auf Leaky-Gut-Syndrom (siehe Seite 194) bestimmt wird.

KAPITEL 4

Das Who's Who der Darmbakterien

Gestatten: Ihre Darmbakterien

In den vorherigen Kapiteln haben Sie verschiedene Bakterienfamilien und Keimgruppen kennengelernt. Nun möchte ich Ihnen die wichtigsten Mitbewohner in Ihrem Darm noch einzeln vorstellen.

Wenn Ihnen eine Mikrobiomanalyse vorliegt, können Sie in diesem Kapitel gezielt nachschauen, was es bedeutet, wenn bestimmte Bakterien zu häufig oder zu selten in Ihrer Stuhlprobe vorhanden waren. Auf den nachfolgenden Seiten finden Sie in alphabetischer Reihenfolge Informationen zu den einzelnen Mikroorganismen und – soweit bekannt – auch Tipps, wie Sie die Zahl der Bakterien im Einzelfall anheben oder senken können.

Akkermansia muciniphila

Das Bakterium mit dem wohlklingenden Namen ist ein wichtiger Keim für die Darmschleimhaut und den Erhalt der Darmbarriere. Bei Übergewicht, Diabetes (Zuckerkrankheit), Autismus, Neurodermitis oder Allergien ist die Zahl dieses Bakteriums im Darm oft vermindert.

Akkermansia muciniphila ist der Wächter der Mucinschicht, der Schleimschicht, die die Darmzellen überzieht. Dieser Keim baut bevorzugt die Schleimschicht des Darms ab und unterstützt so die Regeneration dieser Schutzschicht. Deshalb ist das Bakterium enorm wichtig für eine gesunde Darmschleimhaut und den Erhalt der Darmbarriere und schützt so vor einem Leaky-Gut-Syndrom, also einer erhöhten Durchlässigkeit der Darmbarriere.

Der »Mucos« (= Schleim) sorgt dafür, dass der Darminhalt mühelos durch den Verdauungstrakt gleiten kann, und hält den Darminhalt auf Abstand zur Darmwand. Stoffwechselprodukte des Bakteriums lindern Entzündungen und fördern die Vermehrung von Faecalibacterium prausnitzii, einem weiteren Keim, der für eine intakte Darmbarriere wichtig ist.

Auch außerhalb des Verdauungstraktes zeigt der Keim Wirkung. Sind ausreichend Akkermansia-Bakterien im Stuhl nachweisbar, bestehen meist keine Gewichtsprobleme. In Studien waren Körpergewicht und Körperfettanteile der Teilnehmer mit ausreichend Akkermansia muciniphila deutlich niedriger als bei Personen, denen der schleimhautschützende Keim fehlte. Die Zahl der Bakterien scheint sogar in einer direkten Beziehung zum Gewicht zu stehen: Je geringer die Anzahl von Akkermansia muciniphila im Darm ist, desto höher steigt das Gewicht – das legen sowohl Studien an Mäusen als auch Untersuchungen an Menschen nahe.

Daneben bietet Akkermansia einen gewissen Schutz vor Zuckerkrankheit (Diabetes Typ 2). Auch bei Neurodermitis oder Allergien ist die Menge dieses Bakteriums im Darm oft vermindert. Akkermansia muciniphila hat zudem entzündungshemmende Eigenschaften – Entzündungen treten häufiger auf, wenn Akkermansia muciniphila im Darm fehlen. Sogar das Risiko für Herz-Kreislauf-Erkrankungen steht in einem engen Zusammenhang mit einem Mangel an diesen günstigen Darmbakterien.

Wie bringe ich Akkermansia muciniphila wieder in einen gesunden Bereich?

Leider gibt es derzeit noch kein Nahrungsergänzungsmittel, mit dem man diesen Keim direkt zuführen kann, deshalb bleibt uns nichts anderes übrig, als ihn indirekt zu fördern.

> Besonders wichtig für Akkermansia muciniphila sind die Präbiotika »resistente Stärke« und »Inulin«. Mit 10 Gramm resistenter Stärke pro Tag entwickelt sich Akkermansia muciniphila gut. Inulin und resistente Stärke kann man auch mit Nahrungsergänzungsmitteln zuführen.

> Studien haben gezeigt, dass auch Cranberrys (getrocknet, als Saft oder Pulver), Trauben oder dunkler Traubensaft die Keimzahl ansteigen lassen.

> Bestimmte Fette, vor allem Omega-3-Fettsäuren (Fisch, Leinöl, Rapsöl), fördern die Entwicklung von Akkermansia muciniphila. Sehr fettreiches Essen hingegen schadet dem Bakterium. Der belgische Wissenschaftler Patrice Cani konnte zeigen, dass fettreiches Essen die Zahl dieses Schutzkeims um den Faktor 100 vermindert.

> Probiotische Keime wie Lactobacillus plantarum, Lactobacillus rhamnosus, Bifidobacterium breve, Bifidobacterium lactis und Bifidobacterium longum fördern Studien

zufolge ebenfalls die Vermehrung der Akkermansia-Bakterien.

> Achtung: Eine FODMAP-arme Ernährung (»fermentable oligo-, di- and monosaccharides and polyols«, also fermentierbare Oligosaccharide, Disaccharide, Monosaccharide und Polyole), die bei Reizdarm helfen kann, reduziert Akkermansia muciniphila.
> Noch ein Tipp: Besteht ein Mangel an Akkermansia muciniphila oder auch bei einer sehr großen Zahl dieses Keims, sollten Sie Ihre Darmbarriere überprüfen lassen. Dazu wird der Zonulinwert im Stuhl bestimmt. Unter einem Mangel an Akkermansia muciniphila leidet die Darmschleimhaut, und dadurch kann die Durchlässigkeit der Darmbarriere zunehmen und das Risiko für ein Leaky-Gut-Syndrom ansteigen.

Diese Effekte konnten für Akkermansia muciniphila in Studien nachgewiesen werden:

> senkt das Risiko für Übergewicht und Zuckerkrankheit,
> senkt das Risiko für Allergien und Neurodermitis,
> wirkt entzündungshemmend,
> regeneriert die Darmschleimhaut,
> stärkt die Darmbarriere und wirkt einem Leaky-Gut-Syndrom entgegen,
> schützt vor Darmentzündung.

Alistipes

Manche Bakterien gelten als Schlafräuber: Vor allem Alistipes und auch Oscillibacter begünstigen Schlafstörungen, denn sie wirken sich ungünstig auf den Tryptophanstoffwechsel aus. Tryptophan ist ein Eiweißbaustein (Aminosäure), der im Darm gebildet wird und die Vorstufe des Schlafhormons Melatonin sowie des Glückshormons Serotonin darstellt. Ist der Tryptophanspiegel hoch, dann kurbelt das die Produktion der beiden Botenstoffe messbar an.

Das Bakterium Alistipes kann die Verfügbarkeit von Tryptophan vermindern und so zu einem Mangel an Serotonin und Melatonin (Schlafhormon) führen. Stuhlproben depressiver PatientInnen weisen ebenfalls oft sehr hohe Werte von Alistipes auf. Dazu passt, dass Menschen, die unter Depressionen leiden, oft weniger Tryptophan im Blut haben als Gesunde, wodurch die Bildung des Glückshormons Serotonin beeinträchtigt wird. Schlafstörungen sind deshalb bei depressiven Menschen ein häufiges Problem.

Wie kann ich die Tryptophanproduktion wieder anregen?

> Nur eine gesunde und vielfältige Darmflora bildet genügend Ausgangsstoffe, die uns gut schlummern lassen und Schlafstörungen oder auch Depressionen entgegenwirken. Deshalb sollte der Artenreichtum des Mikrobioms gezielt gefördert werden (siehe unter »Diversität«). Sinnvoll ist auch eine fettarme Ernährung, um Alistipes zu senken. Viel Fett im Essen führt zu einem Anstieg der »Schlafräuber«.

- Es gibt auch probiotische Bakterien, die man direkt zuführen kann und die hier unterstützend wirken können. Bifidobacterium infantis etwa sorgt dafür, dass ausreichend Material für die Schlafhormonbildung zur Verfügung steht. Es lässt nachweislich den Tryptophanspiegel im Blut ansteigen und kann so einige negative Auswirkungen von Alistipes ausgleichen.
- Tryptophan kann man mithilfe von Nahrungsergänzungsmitteln auch direkt zuführen.

Wie bringe ich Alistipes wieder in einen gesunden Bereich?
Eine proteinreiche Low-Carb-Ernährung und auch eine sehr fettreiche Ernährung geht mit hohen Keimzahlen von Alistipes einher. Bringen Sie bei zu hohen Alistipes-Werten weniger tierisches Eiweiß auf den Tisch, dafür aber mehr pflanzliche Lebensmittel. Durch eine Ernährungsumstellung lassen sich erhöhte Alistipes-Werte häufig wieder in den Normbereich bringen.

Anaerotruncus

Anaerotruncus ist ein Bakterium, das – zusammen mit anderen Bakterien – vor Übergewicht schützen kann. Außerdem scheint das Risiko für Herz-Kreislauf-Erkrankungen geringer zu sein, wenn ausreichend Anaerotruncus im Darm vorhanden sind. Allerdings kann sich das Bakterium, wenn es in übergroßer Zahl vorhanden ist, negativ auf unser Gemüt auswirken. Hier zeigt sich wieder, wie wichtig eine gesunde Balance der einzelnen Bakterienstämme ist.

Wie bringe ich Anaerotruncus wieder in einen gesunden Bereich?
Im Tierversuch stieg die Zahl der Anaerotruncusbakterien an, nachdem probiotische Bakterien, unter anderem Lactobacillus rhamnosus und Bifidobacterium longum verabreicht wurden.

Bacteroides

Die Familie der Bacteroides ist groß und die meisten Mitglieder haben positive Eigenschaften. Manche Arten dieses Keims greifen aktiv in die Cholesterinverdauung ein, wodurch der Cholesterinspiegel nicht so stark ansteigt, was möglicherweise zu einem Schutz von Herz und Gefäßen beträgt. Einige Vertreter sollten jedoch nicht in allzu hoher Zahl vorhanden sein.

Bacteroides fragilis hat entzündungshemmende Wirkungen im Darm und scheint die Darmbarriere zu stärken und die Darmschleimhautbarriere vor Schäden zu schützen. Studien haben zudem gezeigt, dass bei der Alzheimerkrankheit oft ein Mangel besteht an Butyrat- und Propionatbildnern wie Bacteroides, speziell Bacteroides fragilis, und daneben auch von Ruminococcus, Lachnospiraceae und Eubacterium rectale.

Bacteroides thetaiotaomicron kommt bei Menschen mit chronisch entzündlichen Darmerkrankungen wie Morbus Crohn oder Colitis ulcerosa häufiger vor und bildet aus unverdaulichen Ballaststoffen die kurzkettige Fettsäure Acetat (Essigsäure). Acetat kann vom Körper verwertet werden, die überschüssige Energie wird in Fettdepots gespeichert. Das kann zu einer Gewichtszunahme führen.

Bacteroides uniformis zählt zu den leistungssteigernden Bakterien, denn die Darmflora trägt entscheidend zur körperlichen Fitness bei. In einer japanischen Studie stellten Forscher fest, dass sich das Darmmikrobiom von Langstreckenläufern deutlich von dem der Nicht-Athleten unterschied: Je mehr Bacteroides uniformis die Läufer im Darm beherbergten, desto schneller konnten sie einen 3000-Meter-Lauf absolvieren. Das Bakterium produziert Propionat, das in der Leber zu Glukose umgebaut wird und dem Sportler als Energiequelle zur Verfügung steht.

Bacteroides vulgatus ist ein gesundes Bakterium, das wahrscheinlich vor Herz-Kreislauf-Erkrankungen schützen kann. Inzwischen gilt es als sicher, dass die Darmflora eine wichtige Rolle bei der Entstehung von beziehungsweise beim Schutz vor Arterienverkalkung spielt. Vor allem Bacteroidetes-Bakterien scheinen hier eine wichtige Schutzfunktion zu besitzen. Bei Menschen mit Herzerkrankungen ist deren Zahl meist verringert. Japanische Wissenschaftler fanden nun heraus, dass vor allem Bacteroides vulgatus Herz und Gefäße schützen.

Wie kann ich Bacteroides wieder in einen gesunden Bereich bringen?

Bacteroides entwickeln sich gut mit Rotwein, Äpfeln, Omega-3-Fettsäuren (Fisch, Leinöl, Rapsöl), Haferflocken, Kaffee, grünem Tee, schwarzem Tee, Inulin, Pektin. Optimal ist ein Darm-pH-Wert von etwa 6,5 für das Wachstum dieses Keims. Um den Darm-pH-Wert im gesunden, sauren Bereich zwischen 5,5 und 6,5 zu halten, sind ausreichend Milchsäurebakterien wie Bifidobakterien oder Laktobazillen notwendig.

Bifidobakterien

Bifidobakterien sind wichtige Vertreter der sogenannten Säuerungsflora, also der Bakterien, die den pH-Wert des Darms sauer machen. Neben den Bifidobakterien zählen auch Enterokokken und Milchsäurebakterien zur Säuerungsflora. Bei einem deutlichen Mangel in diesen Bakteriengruppen steigt der pH-Wert des Stuhls oft messbar an und kommt dann schnell in einen ungesunden, zu alkalischen Bereich. Potenziell krank machende Erreger können sich dann leichter ausbreiten.

Wichtig für die Darmgesundheit

Bifidobakterien verwerten Ballaststoffe aus der Nahrung, die wir Menschen selbst nicht verdauen können. Dabei bilden sie kurzkettige Fettsäuren, und die machen den Darm sauer, senken also den pH-Wert ab. Der niedrige pH-Wert ist hilfreich, denn dadurch haben es fremde Keime, die es nicht so sauer mögen, schwer, im Darm Fuß zu fassen. Das ist vor allem für Babys, deren Immunsystem noch nicht so gut funktioniert, von Bedeutung. Zum Schutz vor schädlichen Eindringlingen haben Säuglinge und Kleinkinder besonders viele Bifidobakterien im Darm und ihr Dickdarm-pH-Wert sollte niedriger sein als bei Erwachsenen. Die von Bifidobakterien produzierten Fettsäuren ernähren dazu noch die Darmschleimhaut und sorgen für die Bewegung des Darms. Außerdem regen sie die Durchblutung der Darmschleimhaut an und wirken Entzündungen entgegen. Einige Bifidobakterien finden sich auch in Lebensmitteln. So wird Bifidobacterium bifidum als Starterkultur für verschiedene Sauermilcherzeugnisse verwendet.

Ein Mangel an Bifidobakterien kann die Darmschleimhaut durchlässiger machen, wodurch das Immunsystem überlastet wird. Das begünstigt Allergien und Neurodermitis. Deshalb ist es bei diesen Erkrankungen sinnvoll, die Bifidoflora zu stärken.

Die Ursache für einen Mangel an diesen nützlichen Mikroorganismen ist nicht selten eine zu ballaststoffarme Ernährung – was andererseits zu Verstopfung und Darmproblemen führen kann.

Wenn Sie Ihren Darm in Schwung bringen wollen, dann sollten Sie Bifidobakterien über Nahrungsergänzungsmittel zuführen, Ballaststoffe essen, die das Wachstum von Bifidobakterien fördern, und ausreichend trinken.

Unterstützt die Krebstherapie

Verschiedene Krebstherapien, vor allem die modernen Immuntherapien, sind auf die Unterstützung eines gesunden Mikrobioms angewiesen. Das konnte in Tierversuchen, aber auch durch Beobachtungen bei PatientInnen nachgewiesen werden. So ließen sich beispielsweise bei Mäusen mit schwarzem Hautkrebs die Therapieerfolge enorm verbessern, wenn die Darmflora der Tiere reich an Bifidobakterien war. Das gilt vor allem für die Behandlung mit sogenannten Checkpoint-Inhibitoren: Die gleichzeitige Gabe von Bifidobakterien verbessert die Anti-Tumor-Wirkung messbar und erhöht die Heilungschancen. Die Wirksamkeit der Checkpoint-Inhibitoren wurde hingegen durch Antibiotikagaben deutlich reduziert. Sollten Sie betroffen sein, sprechen Sie bitte zuerst mit Ihrem Arzt beziehungsweise Ihrer Ärztin ab, ob eine zusätzliche Gabe von Bifidobakterien möglich und sinnvoll ist.

Ein Mangel an Bifidobakterien ist bedenklich und sollte behoben werden, denn er führt zu …

- einer Schwächung der Säurebarriere des Darms und dadurch zur verstärkten Besiedelung des Verdauungstraktes mit unerwünschten Keimen,
- einer Vermehrung von Fäulniskeimen. Dadurch können Blähungen, Bauchschmerzen und andere Verdauungsprobleme begünstigt werden,
- einer Vermehrung von histaminbildenden Bakterien im Darm. Dadurch kann eine Histaminintoleranz begünstigt werden,
- einer Ausbreitung von Pilzen, zum Beispiel Candida-Hefen,
- Verstopfung,
- einer Neigung zu Neurodermitis und Allergien.

Jeder Stamm hat seinen eigenen Wirkungsbereich

Neben grundsätzlichen Fähigkeiten, die fast alle Bifidobakterien mitbringen – etwa die Darmgesundheit zu unterstützen oder Fremdkeime fernzuhalten –, konnte man in Studien auch zeigen, dass einzelne Untergruppen weitere gesundheitsförderliche Effekte haben können. Diese Eigenschaften sind oft auf den speziellen Bakterienstamm begrenzt. Es ist also nicht egal, welche Bifidobakterien man einnimmt. Im Idealfall sollte ein Nahrungsergänzungsmittel mehrere unterschiedliche Arten enthalten.

Die meisten Bifidobakterien lassen sich direkt und gezielt mit probiotischen Nahrungsergänzungsmitteln zuführen.

Bifidobacterium adolescentis ist ein wertvoller Helfer im Darm. Bei Verstopfung bringt es die träge Verdauung wieder in Gang und kann sogar, so das Ergebnis einer aktuellen Studie, die Zahl schädlicher Clostridien senken. Besonders hervorzuheben ist die entzündungshemmende Wirkung dieses Bakteriums. Stress sorgt im Darm für erhebliches Chaos und stört das Gleichgewicht der Darmflora. Dadurch entstehen Entzündungen, die auch zu psychischen Beeinträchtigungen führen können. Bifidobacterium adolescentis kann sich, so die aktuelle Studienlage, durch seine ausgeprägte entzündungshemmende Wirkung lindernd auf Stress und Depressionen auswirken. Auch bei allergischem Asthma kann das Bakterium Entzündungen der Atemwege reduzieren.

Bifidobacterium animalis wirkt sich positiv bei Darmbeschwerden aus. Mehrere Studien konnten zeigen, dass sich Blähungen, Bauchschmerzen und Verstopfung durch dieses Bakterium bessern lassen. Meistens tritt die Wirkung bereits nach ein bis zwei Wochen ein.

Bifidobacterium breve scheint die Nervenzellen vor Schäden zu schützen und kann möglicherweise die geistige Leistungsfähigkeit verbessern.

Bifidobacterium dentium sorgt für eine gesunde Darmschleimhaut und stärkt die Darmbarriere. US-amerikanische Wissenschaftler konnten auch eine entzündungshemmende Wirkung bei chronisch entzündlichen Darmkrankheiten nachweisen. Und Bifidobacterium dentium lässt uns Stress besser ertragen, denn es produziert GABA (Gamma-Aminobuttersäure), das zu den beruhigenden Botenstoffen gehört und als natürlicher Tranquilizer gilt.

Bifidobacterium infantis ist Gegenstand der Forschung bei Reizdarmproblemen. Die regelmäßige Einnahme reduzierte in Studien Bauchschmerzen und Blähungen messbar. Dieser Bakterienstamm kann die Aminosäure Tryptophan bilden – ein Baustein für das Glückshormon Serotonin und das Schlafhormon Melatonin.

Bifidobacterium longum unterstützt unser Immunsystem bei der Arbeit. Es kann, so haben Studien gezeigt, sowohl bei Pollenallergien als auch bei Nahrungsmittelallergien die Symptome lindern und eine überschießende Aktivierung der Abwehrkräfte unterbinden. Auf der anderen Seite scheint Bifidobacterium longum aber auch das Immunsystem zu stärken und den Verlauf von Viruserkrankungen wie Grippe abzuschwächen. Bei Stress und Anspannung konnte es die Stimmung verbessern, beruhigend wirken und Ängste lösen.

Wie bringe ich die Bifidobakterien wieder in einen gesunden Bereich?

> Verzehren Sie regelmäßig vergorene, nicht wärmebehandelte (also keine H-Produkte!) Milch- oder Non-Milk-Produkte wie Joghurt, Kefir, Sauermilch, Buttermilch, Sojajoghurt, Haferjoghurt oder auch vergorene Gemüse wie Sauerkraut oder Kimchi.

> Um alle guten Bakterien im Darm zufriedenzustellen, sollten Sie ausgewogen und vor allem ballaststoffreich essen. Wichtig sind vor allem präbiotische Ballaststoffe und komplexe Kohlenhydrate. Diese werden von den Bifidobakterien verarbeitet und zur Energiegewinnung genutzt. Studien haben gezeigt, dass nach dreiwöchigem

Verzehr von Frühstücksflocken auf Vollkornbasis sich Bifidobakterien, aber auch die nützlichen Laktobazillen und Enterokokken vermehrt hatten.

- Grüner Tee unterstützt speziell die Entwicklung von Bifidobakterien.
- Ergänzen Sie Ihre Ernährung eventuell mit einem Präparat, das Akazienfasern enthält. Diese wirken sich besonders günstig auf das Wachstum der Bifidobakterien aus. Da eine Low-Carb-Ernährung neben anderen wichtigen Bakterien auch die Zahl der Bifidobakterien dezimiert, sind besonders bei dieser Ernährungsform zusätzliche präbiotische Ballaststoffe wie Akazienfasern sinnvoll.
- Verzehren Sie häufig Nahrungsmittel mit Inulin wie zum Beispiel Porree, Pastinaken, Spargel, Zwiebeln, Knoblauch, Artischocken, Kaffee aus Zichorienwurzeln (Caro-Kaffee) – auch diese fördern die Entwicklung einer gesunden Darmflora und stärken die Bifidobakterien.
- Polyphenole – das sind sekundäre Pflanzenstoffe, die für Geruch, Farbe und Geschmack von Pflanzen verantwortlich sind – fördern die Entwicklung von Milchsäurebakterien. Setzen Sie regelmäßig Beeren, intensiv gefärbte Gemüse, aber auch Kaffee, dunkle Schokolade oder – wenn Sie es mögen – ab und zu auch ein Glas Rotwein auf den Speiseplan.
- Bifidobakterien gehören zu den probiotischen Bakterien, die sich direkt mithilfe von Nahrungsergänzungsmitteln zuführen lassen. Achten Sie darauf, dass ein solches Präparat möglichst unterschiedliche Bakterienstämme enthält. Infos zu probiotischen Präparaten finden Sie ab Seite 235.

Bilophila-Bakterien

Bilophila-Bakterien, speziell Bilophila wadsworthia, kommt eine Schlüsselrolle zu bei der Verdauung von Fetten und Eiweiß. In größerer Zahl findet man sie vor allem bei Menschen, die gern Fleisch, Wurst, Milchprodukte und Eier – also tierische Proteine – essen. Studien weisen darauf hin, dass zu viele Bilophila-Bakterien Entzündungen fördern können. Bei fettreicher Ernährung können diese Bakterien auch zu einer Funktionsstörung der Darmbarriere (Leaky-Gut-Syndrom) führen, die Entstehung einer Fettlebererkrankung fördern und eine Zuckerkrankheit begünstigen.

Wie bringe ich Bilophila-Bakterien wieder in einen gesunden Bereich?

Sind die Bilophila-Bakterien in der Stuhlprobe erhöht, ist das ein Hinweis auf eine einseitige Ernährung mit einem zu hohen Anteil an tierischen Fetten und Proteinen. Eine Umstellung auf eine ballaststoffreichere Ernährung mit viel Obst, Gemüse und Vollkornprodukten ist hilfreich. Außerdem sollten Sie regelmäßig präbiotische Ballaststoffe verzehren, um das »gesunde« Mikrobiom zu stärken und die Bilophila-Bakterien so zurückzudrängen.

Blautia

Blautia zählt zu den butyratbildenden Bakterien. Butyrat ist, wie Sie bereits wissen, eine kurzkettige Fettsäure und sehr wichtig für unsere Gesundheit. Als Butyratproduzent hat Blautia eine entzündungshemmende Wirkung. Ein reichliches Vorkommen von Bakterien dieser Gattung ist ein Marker für gute Darmgesundheit und senkt das Risiko für Leberschäden. Daneben scheint sich Blautia günstig auf Gewicht, Blutzuckerspiegel und Fetteinlagerung auszuwirken. Je mehr dieser Bakterien im Darm waren, desto weniger Bauchfett wiesen Studienteilnehmer auf. Auch für die Gesundheit des Nervensystems ist Blautia wichtig: Bei einigen neurologischen Erkrankungen wie Multipler Sklerose oder Parkinson ließ sich ein Mangel an diesen Bakterien nachweisen.

Wie bringe ich die Blautia-Bakterien wieder in einen gesunden Bereich?

Blautia-Bakterien entwickeln sich gut mit komplexen Kohlenhydraten. Diese findet man in Obst, Gemüse und Vollkornprodukten. Die Menge an Blautia- und Roseburia-Bakterien lässt sich durch regelmäßiges Frühstück mit Vollkornflocken erhöhen. Als Butyratbildner benötigt Blautia auch resistente Stärke.

Butyricicoccus

Butyricicoccus-Bakterien gehören ebenfalls zu den wichtigen Butyratbildnern im Darm. Butyrat stärkt die Darmbarriere und wirkt unter anderem entzündungshemmend. PatientInnen mit entzündlichen Darmerkrankungen wie Morbus Crohn und Colitis ulcerosa haben oft eine geringere Anzahl von Butyricicoccus-Bakterien im Stuhl.

Wie bringe ich die Butyricicoccus-Bakterien wieder in einen gesunden Bereich?
Da Butyricicoccus viele Ballaststoffe benötigen, um sich gut zu entwickeln, sollten mehr Vollkornprodukte und Gemüse auf dem Speiseplan stehen. Vor allem eine ausreichende Zufuhr resistenter Stärke ist wichtig. Viele essen weniger als 5 Gramm resistente Stärke am Tag. Für einen gesunden Darm sollten es aber 10 bis 15 Gramm sein. Beachten Sie: In einer strengen Low-Carb-Ernährung fehlen wichtige Präbiotika, vor allem resistente Stärke, wodurch das Mikrobiom Schaden nehmen kann.

Butyrivibrio crossotus

Auch Butyrivibrio crossotus zählt zu den butyratbildenden Bakterien. Durchschnittlich hat jeder Mensch etwa 20 Bakterienstämme im Darm, die Butyrat (Buttersäure) synthetisieren können – ein Zeichen für den hohen Stellenwert von Buttersäure für den Organismus. Butyrat ist die wichtigste Energiequelle für unsere Darmzellen und eine Schlüsselsubstanz für unsere Gesundheit. Wenn Sie ausreichend butyratproduzierende Bakterien im Darm haben, sinkt Ihr Risiko für viele Erkrankungen. Buttersäure reguliert das Abwehrsystem, hält den pH-Wert des Darms im sauren Bereich, stärkt die Darmbarriere und beeinflusst Stoffwechselprozesse in Leber und Gehirn.

Wie bringe ich Butyrivibrio wieder in einen gesunden Bereich?

Da Butyrivibrio-Bakterien viele Ballaststoffe benötigen, um sich gut zu entwickeln, sollten mehr Vollkornprodukte und Gemüse auf Ihrem Speiseplan stehen. Vor allem eine ausreichende Zufuhr resistenter Stärke ist wichtig.

Christensenella

Christensenella-Bakterien halten uns offensichtlich jung und vital: Fitte und gesunde ältere Menschen beherbergen eine große Anzahl von diesen und anderen nützlichen Bakterien (Eubacterium limosum, Akkermansia muciniphila, Faecalibacterium prausnitzii oder Ruminococcus) in ihrem Mikrobiom. Ausreichend Christensenella scheinen uns auch schlank zu halten, denn bei Menschen mit normalem Körpergewicht und niedrigem Body-Mass-Index (BMI) lassen sich meistens viele Bakterien aus dieser Gruppe im Darm nachweisen.

Wie bringe ich Christensenella wieder in einen gesunden Bereich?

Christensenella zählen zu den saccharolytischen Bakterien. Sie benötigen vor allem komplexe Kohlenhydrate wie Zellulose oder resistente Stärke. Diese spalten sie auf und bilden dadurch Milchsäure, die wiederum andere Bakterien weiterverarbeiten können. Bakterien wie Ruminococcus bromii oder Faecalibacterium prausnitzii nutzen die Milchsäure als Grundlage für die Herstellung von Butyrat. Eine ballaststoffreiche Ernährung fördert die Entwicklung von Christensenella selbst, indirekt aber auch die anderer wichtiger Bakterienstämme.

Citrobacter

Auch wenn der Name »Citrobacter« nach frischen Zitrusfrüchten klingt, gehören sie doch zu den weniger erwünschten Mikroorganismen im Darm. Citrobacter können mit der Nahrung aufgenommen werden und kommen durchaus auch bei Gesunden in geringer Anzahl vor. Sie sind normalerweise nur vorübergehend im Darm nachweisbar und setzen sich dort meistens nicht fest.

Citrobacter zählen zu den Fäulniskeimen und zu den LPS-Keimen (siehe Seite 58). Deshalb können sie unter anderem Leberschäden und Entzündungen verursachen, wenn sie in zu hoher Zahl im Darm vorkommen. Daneben sind sie gelegentlich auch für Harnwegsinfektionen verantwortlich. Zu viele Citrobacter können die gesunde Darmflora verändern; die normale Funktion des Darms wird gestört, und das kann zu Bauchbeschwerden führen, die sich bis zu einem Reizdarmsyndrom ausweiten oder bereits bestehende Beschwerden dahingehend verschlechtern können.

Citrobacter sind auch Gasbildner, die unangenehme, teilweise schmerzhafte Koliken und Blähungen verursachen können. Und zu allem Übel sind Citrobacter in der Lage, den Eiweißbaustein L-Carnitin in das schädliche Trimethylamin (TMA) umzuwandeln. TMA erhöht das Risiko für Herz-Kreislauf-Erkrankungen um ein Vielfaches (siehe auch ab Seite 166 zu Arterienverkalkung).

Wie bringe ich Citrobacter wieder in einen gesunden Bereich?

Citrobacter lieben Fast Food und Fertiggerichte. Eiweiß und Fette fördern diese Bakterien ebenso wie eine ballaststoffarme Ernährung. Möglicherweise fehlen auch bakterielle Gegenspieler, die die Ausbreitung der Citrobacter verhindern, deshalb sollten Sie mit einer ballaststoffreichen Ernährung die gesunden Mikroorganismen stärken. Dadurch lassen sich die Zahl der Citrobacter reduzieren und Leber und Darm entlasten. Wichtig für eine gesunde Darmflora sind vor allem präbiotische Ballaststoffe. Die zusätzliche Einnahme von Laktobazillen und Bifidobakterien kann zusätzlich helfen, Citrobacter zu verdrängen.

Clostridien

Clostridien sind grundsätzlich Teil der gesunden Darmflora. Bei einer einseitigen Ernährung oder durch eine Antibiotikatherapie kann sich die Zahl der Clostridien aber so erhöhen, dass sie verschiedene Symptome verursachen oder Krankheiten auslösen.

Clostridien zählen zu den sogenannten Fäulniskeimen und verwerten hauptsächlich Eiweiß. Bei der Verarbeitung der Proteine entsteht unter anderem der schädliche Stoff Ammoniak. Dieser kann Darm und Leber belasten und auf Dauer die sogenannte nicht-alkoholische Fettlebererkrankung (siehe ab Seite 202) begünstigen. Wenn die Zahl der Clostridien im Darm zu hoch ist, bilden sich durch die mikrobiellen Fäulnisprozesse zudem Gase, die teilweise schmerzhafte Koliken und Blähungen verursachen. Möglicherweise spielen Clostridien auch beim Reizdarmsyndrom eine Rolle.

Eine Beteiligung von Clostridien an der Entstehung von Darmtumoren wird ebenfalls diskutiert: Einige Clostridien-Arten sind in der Lage, im Dickdarm ankommende Gallensäuren zu verändern. Die dabei entstehenden Substanzen können dann offensichtlich das Risiko für die Entstehung von Darmtumoren erhöhen.

Andere Studien stützen die Theorie, dass Clostridien die Entstehung von Autismus fördern. Clostridien produzieren übermäßig viel Propionat – eigentlich eine wichtige Fettsäure, solange sie in normalen Mengen im Darm zur Verfügung steht. Ein Zuviel hat jedoch offensichtlich negative Auswirkungen auf das Nervensystem. Die hoch dosierte Gabe von Propionsäure verursacht auch im Tierversuch Autismus-ähnliche Symptome.

Wie bringe ich die Clostridien wieder in einen gesunden Bereich?

- Wenn Sie sich einseitig ernähren, gern zu Fast Food, Fertiggerichten und Süßem greifen, um Ballaststoffe aber einen großen Bogen machen, kann das den Stuhlbefund erklären. Clostridien mögen eine einseitige Ernährung und können sich dementsprechend gut vermehren. Wird die Menge (tierischen) Eiweißes in der Nahrung reduziert, dann entziehen wir den Bakterien eine wichtige Lebensgrundlage.

- Außerdem sollten Sie den Ballaststoffanteil auf Ihrem Teller erhöhen. Dadurch werden Bakterien gestärkt, die die Zahl der Clostridien dezimieren können und so Leber und Darm entlasten.
- Clostridien können nicht nur Kohlenhydrate und Eiweiß verwerten, sondern lieben auch bestimmte Fette. Studien haben gezeigt, dass Fette, die zum Beispiel in Schweinefleisch, Schmalz oder Speck enthalten sind, das Wachstum von Clostridien fördern, während gesunde Fette wie Omega-3-Fettsäuren aus fettem Fisch oder pflanzlichen Ölen wie Raps-, Lein- oder Walnussöl die gesunden Darmbakterien stärken.
- Clostridien lassen sich in ihrem Wachstum einschränken, wenn statt tierischer viele pflanzliche Proteine (Hülsenfrüchte wie Bohnen, Erbsen, Linsen) verzehrt werden.
- Auch sekundäre Pflanzenstoffe aus grünem Tee, Äpfeln, Kakao, dunkler Schokolade, Rotwein und Knoblauch behindern die ungehemmte Ausbreitung dieses unerwünschten Bakteriums.

Clostridium scindens

Clostridium scindens kann den Hormonstoffwechsel beeinflussen, denn es ist in der Lage, das körpereigene Stresshormon Cortisol in Androgene, also männliche Hormone, umzuwandeln. Clostridium scindens spielt zudem eine wichtige Rolle im Stoffwechsel der Gallensäure und kann das Wachstum des gefährlichen Bakteriums Clostridium difficile, das zu schweren Darminfektionen führen kann, hemmen.

Wie lässt sich die Zahl der Clostridium scindends Bakterien erhöhen?

Studien zeigen, dass C. scindens durch die Aminosäure Tryptophan gut gedeiht. Diese kann man als Nahrungsergänzungsmittel zuführen. Außerdem benötigt C. scindens die Vitamine B_2 (Riboflavin) und B_5 (Pantothensäure). Ein Mangel an diesen B-Vitaminen kann zu einem Wachstumsstopp führen.

Clostridium difficile

Clostridium difficile ist ein Bakterium, das man in geringer Zahl auch im Darm gesunder Menschen findet. *Difficile* kommt aus dem Lateinischen und bedeutet »schwierig« – diese Bezeichnung passt sehr gut, denn es handelt sich um einen »Problemkeim«, der zu schweren Darminfekten führen kann, wenn er sich vermehrt. Clostridium difficile produziert verschiedene Toxine (Gifte) und ist ein häufiger Erreger von Durchfallerkrankungen. Viele Personen haben diesen Keim im Darm, ohne etwas davon zu spüren. Oft vermehrt er sich erst massiv bei einer Antibiotikabehandlung. Da Clostridium difficile gegen viele Antibiotika resistent ist, breitet das Bakterium sich dann oft ungehemmt aus, da während einer Antibiotikabehandlung andere Bakterien abgetötet werden und diese deshalb das Wachstum von Clostridium difficile nicht mehr kontrollieren können. Die Symptome reichen von mittelschweren bis sehr schweren Durchfallerkrankungen, die manchmal sogar eine Krankenhausbehandlung notwendig machen. Bei älteren oder immungeschwächten Personen kann eine Infektion mit Clostridium difficile sehr schwer verlaufen oder sogar tödlich enden.

Wenn die Mikrobiomanalyse ergeben hat, dass Sie Clostridium difficile im Darm haben, sollten Sie dies Ihrem Arzt beziehungsweise Ihrer Ärztin vor einer notwendigen Antibiotikatherapie mitteilen. Dann kann eventuell versucht werden, ein Antibiotikum zu wählen, gegen das auch Clostridium difficile empfindlich ist, um die Zahl des Problemkeims zu dezimieren und sein Wachstum einzuschränken.

Vorsicht bei Protonenpumpenhemmern

Wenn Sie sogenannte Protonenpumpenhemmer (PPI, Magenschutztabletten) einnehmen, sollten Sie ärztlichen Rat einholen, ob Sie diese absetzen können.

Protonenpumpenhemmer werde oft verordnet, wenn Medikamente eingenommen werden müssen, die zu Magenschleimhautentzündung führen könnten (zum Beispiel Schmerzmittel) oder wenn unklare Bauchschmerzen bestehen, und sie zählen zu den zehn weltweit am häufigsten eingesetzten Medikamenten. Ihre Aufgabe ist es, die Bildung der ätzenden, aber dennoch notwendigen Magensäure zu reduzieren. Doch diese Säureblocker schädigen die Darmflora und begünstigen die Ausbreitung von Clostridium difficile. Nach langfristigem Gebrauch von Säureblockern lassen sich Veränderungen bei mindestens 20 Prozent der Darmkeime nachweisen und die Ausgewogenheit des Mikrobioms wird empfindlich gestört. Zudem treten während der Einnahme solcher Medikamente gehäuft Darminfektionen auf. Vor allem das Risiko für eine Infektion mit dem Keim Clostridium difficile steigt niederländischen Forschern zufolge um 67 Prozent an.

Wie bringe ich Clostridium difficile wieder in einen gesunden Bereich?

Nur in Ausnahmefällen versucht man, den Keim mithilfe passender Antibiotika zu behandeln. Oft kommt das Bakterium zurück, wenn die Antibiotika abgesetzt werden. Möglich ist ein Versuch, mit Ballaststoffen und bestimmten sekundären Pflanzenstoffen (Polyphenolen) die gesunde Flora zu stärken und dadurch Clostridium difficile zurückzudrängen. Wichtig sind hier vor allem reichlich präbiotische Ballaststoffe (siehe ab Seite 226).

Studien haben gezeigt, dass Clostridium difficile in ihrem Wachstum eingeschränkt werden durch reichlichen Verzehr pflanzlicher Proteine (Hülsenfrüchte wie Bohnen, Erbsen, Linsen, Erdnüsse), Äpfel, Kakao, dunkle Schokolade, resistente Stärke und andere Präbiotika. Auch ein Versuch mit Oreganoöl und Knoblauch (wenn Sie ihn vertragen und mögen) und Polyphenolen, also sekundären Pflanzenstoffen aus dunklen Früchten (Heidelbeeren, Brombeeren, Kirschen, Himbeeren), grünem Tee oder sogar Rotwein kann sinnvoll sein. In Studien waren diese Pflanzenstoffe in der Lage, Clostridien und auch Clostridium difficile zurückzudrängen. Bifidobacterium adolescentis kann ebenfalls, so das Ergebnis einer aktuellen Untersuchung, die Zahl schädlicher Clostridien senken.

Wichtig: Wenn Sie sich eine Darminfektion mit Clostridium difficile zugezogen haben oder auch ohne Beschwerden viele dieser Bakterien im Darm haben, sollten Sie die Finger von Paracetamol lassen. Stoffwechselprodukte des Keims hemmen den Paracetamol-Abbau und können selbst bei normalen Dosen des Schmerzmittels zu Vergiftungen und lebensbedrohlichen Leberschäden führen.

Bei sehr schweren und häufig wiederkehrenden Infektionen mit Clostridium difficile, die sich auch durch Ernährungsumstellung und gezielte Antibiotikatherapie nicht dauerhaft beseitigen lassen, besteht die Möglichkeit eines Mikrobiomtransfers. Bei dieser »Stuhltransplantation« wird die eigene Darmflora durch das gesunde Mikrobiom eines »Stuhlspenders« ersetzt. Ob das im Einzelfall notwendig ist, muss ärztlich entscheiden werden.

Collinsella aerofaciens

Collinsella aerofaciens ist ein wichtiges butyratbildendendes Bakterium. Die Darmflora bildet zahlreiche Stoffwechselprodukte, die im Körper wichtige Aufgaben für unsere Gesundheit übernehmen. Vor allem die Gruppe der kurzkettigen Fettsäuren sind bedeutende Gesundheitsbooster. Geht die Produktion der kurzkettigen Fettsäuren zurück, steigt das Risiko für eine Vielzahl von Erkrankungen. Sowohl für die Darmflora als auch für die Darmzellen sind diese Fettsäuren wichtige Energiequellen. Mehr als 70 Prozent der Energie, die die Epithelzellen des Dickdarms und die Darmschleimhaut benötigen, gewinnen diese aus Fettsäuren, vor allem aus Butyrat. Collinsella aerofaciens ist außerdem wichtig für den Cholesterinstoffwechsel und den Ab- und Umbau von Gallensäuren. Sind ausreichend Collinsella aerofaciens im Darm vorhanden, reduziert sich das Risiko für ein Reizdarmsyndrom. Durch eine übermäßige Anzahl jedoch steigt möglicherweise das Risiko für Zuckerkrankheit.

Was kann ich machen, um die Collinsella aerofaciens wieder in einen gesunden Bereich zu bringen?
Da Collinsella aerofaciens viele Ballaststoffe benötigen, um sich gut zu entwickeln, sollten mehr Vollkornprodukte und Gemüse auf Ihrem Speiseplan stehen. Vor allem eine ausreichende Zufuhr resistenter Stärke ist wichtig. Durch eine »Vollkorndiät« mit einer täglichen Ballaststoffzufuhr von 40 Gramm stieg in einer Studie die Zahl dieser Bakterien deutlich an, verglichen mit Probanden, die eine Ernährung mit viel rotem Fleisch bevorzugten.

Coprococcus

Coprococcus ist ein acetat- und butyratbildendes Bakterium. Acetat – »Essigsäure« – stimuliert die Ausschüttung zweier Botenstoffe: Ghrelin und Insulin. Beide Hormone können den Appetit anregen und die Fettspeicherung begünstigen und dadurch zu einer Gewichtszunahme führen. Butyrat hat hingegen entzündungshemmende Wirkungen. Ausreichend Coprococcus-Keime scheinen deshalb vor Entzündungen und Depressionen zu schützen. Wichtig ist es, diesen Keim auf einem mittleren Wert zu halten und zu hohe ebenso wie zu niedrige Zahlen zu vermeiden.

Wie bringe ich Coprococcus wieder in einen gesunden Bereich?

Omega-3-Fettsäuren, die man in fettem Fisch, in Wildfleisch und in pflanzlichen Ölen wie Leinöl oder Rapsöl findet, lassen Coprococcus ansteigen. In einer Studie erhielten die Teilnehmer sechs Wochen lang 500 Milligramm Omega-3-Fettsäuren. Das sorgte für mehr depressionslindernde Coprococcus-Keime im Stuhl und auch der »Rank-und-Schlank-Keim« Bacteroidetes nahm zu.

Desulfobacter, Desulfovibrio, Desulfuromonas

Desulfobacter, Desulfovibrio und Desulfuromonas sind Bakterien, die Sulfate abbauen. Sulfate sind natürliche Schwefelverbindungen, die man zum Beispiel über das Trinkwasser aufnimmt. Bedenklich werden Sulfate, wenn sie durch sogenannte sulfatreduzierende Bakterien umgebaut werden in Schwefelwasserstoff, der als zytotoxisch gilt, also giftig und schädlich für gesunde Zellen. Desulfovibrio, Desulfomonas und Desulfobacter gewinnen ihre Energie aus Schwefelverbindungen und verwandeln den Mineralstoff dann möglicherweise in toxische Metaboliten. Wenn Sie zu viele dieser Bakterien im Darm haben, dann wird gleichzeitig auch die Bildung der wichtigen Buttersäure (Butyrat) durch den Schwefelwasserstoff gehemmt. Das wiederum blockiert die Energieversorgung der Darmschleimhaut. Zu viele dieser »Schwefelbakterien« können chronische Entzündungen der Darmschleimhaut verursachen. Bei Colitis ulcerosa sind diese Bakterien oft in großer Zahl nachweisbar.

Wie bringe ich Desulfobacter, Desulfovibrio und Desulfuromonas wieder in einen gesunden Bereich?
Eine eiweißreiche Ernährung, vor allem der regelmäßige Verzehr von Rindfleisch, erhöht (im Vergleich zu einer vegetarischen Ernährung) die Zufuhr von Schwefelverbindungen und fördert das Wachstum sulfatreduzierender Bakterien. Wurde eine zu hohe Zahl dieser Keime nachgewiesen, sollten Sie den Verzehr von tierischen Proteinen reduzieren und gleichzeitig den Obst- und Gemüseanteil und insgesamt die Ballaststoffzufuhr erhöhen. Vor allem die Präbiotika Inulin und resistente Stärke sind in der Lage, das Wachstum der sulfatabbauenden Bakterien zu bremsen. Achtung: Auch Mineralwasser kann einen hohen Schwefelgehalt haben. Wenn bei Ihnen diese Bakterien erhöht sind, dann sollten Sie ein schwefelarmes Mineralwasser bevorzugen. Sulfatreiche Mineralwässer haben mehr als 300 mg/l Sulfatgehalt. Am besten mal auf dem Etikett nachschauen.

Dialister

Dieser Keim hat entzündungshemmende Wirkungen und seine Anwesenheit im Darm scheint sich deshalb günstig auf Depressionen auszuwirken. In einem großen belgischen Forschungsprojekt wurden die Zusammenhänge zwischen der Mikrobiomzusammensetzung und dem Risiko für Depressionen untersucht. Dazu sammelten die Wissenschaftler Stuhlproben von mehr als 1000 PatientInnen, die zu diesem Zeitpunkt noch nicht mit Antidepressiva behandelt worden waren. Depressive TeilnehmerInnen wiesen tatsächlich andere Bakterien auf als Gesunde. Sie besaßen weniger Dialister-Bakterien und hatten auch einen Mangel an Coprococcus-Keimen. Diese beiden Bakteriengattungen sind förderlich für unsere gute Laune – sie unterstützen nämlich die Produktion von Dopamin. Dopamin ist ein wichtiger Nervenbotenstoff, der unerlässlich ist für Motivation und Antrieb und uns mit guten Gefühlen belohnt, wenn wir etwas Schwieriges gemeistert haben.

Wie bringe ich Dialister wieder in einen gesunden Bereich?

Haferflocken scheinen bestes Bakterienfutter zu sein. Studien haben gezeigt, dass Dialister messbar ansteigen, wenn regelmäßig Haferflocken verzehrt werden. Auch andere nützliche Bakterien wie Akkermansia muciniphila, Roseburia und Butyrivibrio steigen an. Unerwünschte Sutterella gehen zurück. Aber auch von Vollkornprodukten und braunem Reis profitieren Dialisterbakterien. Nach vier Wochen mit täglich 60 Gramm Vollkorn oder ungeschältem Reis oder einer Mischung aus beidem stiegen die Werte in einer Studie bei allen Probanden deutlich an.

Dorea

Dorea ist ein »Hausmeister« des Darms, denn es zählt zu den mucinabbauenden Bakterien. Als Mucin wird die Schleimschicht bezeichnet, die die Darmzellen überzieht. Um diese Schleimschicht immer »frisch« zu halten, gibt es im Darm mehrere Bakterienstämme, die das alte Mucin abbauen. Dorea ist eine dieser Bakteriengruppen. Wenn sie in normaler Zahl vorkommen, sind sie für die Regeneration und Reparatur der Darmschleimhaut verantwortlich. In hoher Zahl können sie jedoch schnell zu viel des Guten tun und so die Durchlässigkeit der Darmbarriere fördern und zu einem Leaky-Gut-Syndrom führen.

Escherichia coli und Escherichia-coli-Varianten

Die Gruppe der E. coli-Keime umfasst eine große Bakterienfamilie mit nützlichen, schädlichen oder sogar lebensbedrohlichen Mitgliedern. Die meisten Escherichia colis sind allerdings harmlos und gehören zur normalen Darmflora.

Am bekanntesten ist wohl der Stamm Escherichia coli Nissle 1917, der tatsächlich schon vor über 100 Jahren entdeckt wurde. Während des Ersten Weltkrieges grassierten schwere Durchfallerkrankungen in den Schützengräben am Balkan. Zahlreiche Soldaten starben daran. Nur ein Unteroffizier blieb von der Epidemie verschont, was den deutschen Arzt Alfred Nissle auf eine Idee brachte: Er isolierte aus dem Darm dieses Soldaten einen bestimmten Bakterienstamm, den er sich patentieren ließ und nach sich selbst benannte, nämlich »Escherichia coli Nissle 1917«. In einem aus heutiger Sicht wohl drastischen Experiment verabreichte er die Darmbakterien des Unteroffiziers dann anderen Soldaten und konnte damit einige vor Durchfall schützen und manche sogar von der schweren Erkrankung heilen. Offensichtlich waren die Darmbakterien des Unteroffiziers in der Lage, eine Art bakterieneigenes Antibiotikum zu produzieren, das die Durchfallkeime in die Schranken weisen konnte. Noch heute ist dieser Escherichia-coli-Stamm als Nahrungsergänzungsmittel erhältlich.

Ein Einsatzgebiet von E. coli sind Durchfallerkrankungen, daneben produzieren sie auch Vitamin K, das für die Blutgerinnung und die Knochengesundheit wichtig ist.

Doch Escherichia coli haben nicht nur positive Effekte auf unsere Gesundheit. Sie zählen zu den sogenannten Fäulniskeimen und verwerten hauptsächlich Eiweiß, wobei unter anderem der schädliche Stoff Ammoniak entsteht, der Leber und Darm belasten kann. Befinden sich zu viele Escherichia-coli- oder andere Fäulniskeime im Darm, kann das die nicht-alkoholische Fettlebererkrankung (siehe ab Seite 202) begünstigen.

Escherichia coli verändern das Klima im Darm. Dort sollte es sauer sein, doch zu viele Kolibakterien lassen den pH-Wert im Dickdarm ansteigen, sodass sich verstärkt fremde und schädliche Mikroorganismen ansiedeln und die guten Bakterien verdrängen können. Diese mikrobiellen Fäulnisprozesse im Dickdarm gehen oft auch mit vermehrter Gasbildung einher. Viele Escherichia coli können deshalb auch ein Grund für Blähungen und Reizdarmbeschwerden sein.

Außerdem zählen sie zu den Bakterien, die sogenannte Lipopolysaccharide (LPS) in ihrer Zellmembran haben. Dringen diese etwa bei einer geschwächten Darmbarriere in die Darmschleimhaut ein oder gelangen sogar noch weiter in den Körper, dann können sie Entzündungsprozesse aller Art in Gang setzen. Inzwischen weiß man, dass lange bestehende Entzündungen das Risiko für andere Erkrankungen wie Depressionen, Übergewicht, neurologische Probleme oder Herz-Kreislauf-Erkrankungen erhöhen können.

Auch Personen, die unter einer Dünndarmfehlbesiedelung oder Allergien und Neurodermitis leiden, haben oft zu viele Escherichia coli im Darm.

Welche sonstigen Auswirkungen Escherichia coli noch haben, hängt von den Escherichia-coli-Varianten ab, die wir entweder schon im Darm haben oder mit der Nahrung aufnehmen. Da gibt es welche, die den klassischen »Reisedurchfall« auslösen, andere verursachen Darmentzündungen oder sogar schwere Nierenschäden.

Wie bringe ich Escherichia coli wieder in einen gesunden Bereich?

Ein wichtiger Grund für eine zu hohe Zahl an Escherichia-coli-Bakterien ist oft eine zu eiweißreiche und zu ballaststoffarme Ernährung. Auch eine Störung der Darmflora mit einem Mangel an schützenden Milchsäurebakterien kann dafür verantwortlich sein. Dann fehlen »gesunde« Bakterien, die die Ausbreitung unerwünschter Keime verhindern. Deshalb sollten Sie mit einer ballaststoffreichen Ernährung die gesunden Mikroorganismen stärken. Diese helfen dann, die Zahl der Escherichia coli zu reduzieren und dadurch Leber und Darm zu entlasten. Wichtig für eine gesunde Darmflora sind vor allem präbiotische Ballaststoffe. Die Zahl der Escherichia coli lässt sich durch die regelmäßige Aufnahme von Oregano, Thymian und Ackerschachtelhalm (Zinnkraut) reduzieren. Das konnte in verschiedenen Studien nachgewiesen werden.

Ist die Zahl der Escherichia-coli-Bakterien hingegen zu niedrig, kann man sie recht einfach mit einem Nahrungsergänzungsmittel zuführen.

Eggerthella lenta

Eggerthella lenta hat zwei Gesichter, denn es ist ein Bakterium mit positiven und negativen Eigenschaften. Bestimmte Pflanzenstoffe werden für uns Menschen erst nutzbar, wenn sie von Darmbakterien »vorverdaut« und umgewandelt werden. Lignane, die man in Leimsamen, Vollkornprodukten und Gemüse findet, sind Vorstufen von Pflanzenhormonen (Phytoöstrogenen). Diese Phytohormone haben durchaus positive Effekte auf unsere Gesundheit: Sie wirken sich günstig auf die Knochenstabilität, die Blutfettwerte und die Gesundheit der Gefäße aus.

Eggerthella-Bakterien gehören zu den Mikroorganismen, die Lignane verarbeiten und für uns Menschen verwertbar machen. Doch zu viele Eggerthella tun uns nicht gut. Sie können die Wirksamkeit von Herzmedikamenten beeinträchtigen, denn sie greifen in den Medikamentenstoffwechsel ein. Bei Herzschwäche kann der Arzneistoff Digitalis, ein Wirkstoff der Gartenpflanze Fingerhut, die Schlagkraft des Herzens sehr wirkungsvoll steigern. Doch PatientInnen, die in ihrem Darm das Bakterium Eggerthella lenta beherbergen, erfahren keinerlei Besserung durch die Einnahme dieses Medikaments. Verantwortlich dafür ist ein Enzym, mit dessen Hilfe Eggerthella lenta das Herzmedikament außer Kraft setzt. Die Bestimmung dieses Bakteriums ist deshalb vor allem wichtig für alle Menschen, die unter Herzschwäche leiden und Digitalispräparate zur Behandlung einnehmen müssen.

Aber auch ohne Einnahme von Herzmedikamenten ist Eggerthella lenta ein Bakterium, das man in Schach halten muss und das nur in geringer Zahl im Darm vorhanden sein sollte. Ein reichliches Vorkommen von Eggerthella lenta und auch Eubacterium dolichum gingen in Studien mit einem größeren Risiko für Altersschwäche und Gebrechlichkeit einher. Vor allem ältere Menschen bauen möglicherweise schneller körperlich und geistig ab, wenn viele Eggerthella-lenta-Bakterien im Darm vorhanden sind. Ähnlich negativ wirkte sich ein Mangel an Faecalibacterium prausnitzii aus.

Wie bringe ich Eggerthella lenta wieder in einen gesunden Bereich?

Nach einer Antibiotikatherapie, die diesen Keim dezimiert, steigen die Wirkspiegel für Digitalis deutlich an. Doch das ist auf Dauer keine Lösung. Wenn Sie viele Eggerthella lenta im Darm haben, dann erhöhen Sie den Eiweißanteil in der Nahrung. Vor allem pflanzliche Proteine aus Hülsenfrüchten (Bohnen, Erbsen, Linsen, Erdnüsse) können sich günstig auf das Mikrobiom auswirken und Eggerthella lenta senken.

Bitte unbedingt beachten: Bei Nierenschwäche ist es wichtig, erst ärztliche Expertise einzuholen, ob Sie mehr Eiweiß verzehren dürfen!

Ist Eggerthella lenta erhöht, kann auch die Einnahme von Arginin sinnvoll sein. Diese Aminosäure ist als Nahrungsergänzungsmittel frei erhältlich und wird HerzpatientInnen bei hohem Blutdruck oft empfohlen. Aber auch hier sollten Sie medizinisch kompetenten Rat einholen, denn die Aminosäure Arginin kann verhindern, dass Bakterien den Fingerhutwirkstoff Digitalis unwirksam machen.

Enterokokken (Enterococcus)

Enterokokken gehören zur Gruppe der Milchsäurebakterien. Sie kommen in unserem Darm, aber auch in der Umwelt und in Lebensmitteln vor. Einige Enterokokken werden zum Fermentieren und Reifen von Lebensmitteln eingesetzt, zum Beispiel beim Herstellen von Camembert, dem echten Büffel-Mozzarella und bei Rohwürsten.

Es gibt verschiedene Enterokokken, die wichtigsten sind Enterococcus faecium und Enterococcus faecalis. Innerhalb des Mikrobioms reagieren Enterokokken sehr sensibel auf störende Einflüsse und gehören zu den ersten Bakterien, deren Zahl bei ungünstigen Bedingungen zurückgeht.

Enterokokken verwerten überwiegend Kohlenhydrate (Ballaststoffe) und bilden daraus kurzkettige Fettsäuren wie Milchsäure (Laktat) oder Essigsäure (Acetat). Diese fördern die Durchblutung der Darmschleimhaut und stimulieren die Darmbewegungen. Enterokokken bilden Wasserstoffperoxid und sogenannte Bacteriocine (Enterocine), das sind bakterielle Abwehrstoffe, die den Darm vor anderen schädlichen Keimen schützen, deshalb sind Enterokokken für einen gesunden Darm wichtig.

Doch auch außerhalb des Darms erfüllen sie wichtige Aufgaben. Die Darmbakterien Enterococcus hirae und Barnesiella intestinihominis verstärken offensichtlich die krebshemmende Wirkung des Chemotherapeutikums Cyclophosphamid, das haben französische Forscher herausgefunden. Dabei, so vermutet man, wirkt das Chemotherapeutikum auf zwei Arten: Zum einen greift es direkt in das Zellwachstum ein, zum anderen macht es die Darmbarriere durchlässiger. Dadurch können Keime aus dem Darm direkt mit dem Immunsystem in Verbindung treten und es stimulieren, was sich in diesem Fall als Segen erweist. Die Immunzellen gehen durch diesen Bakterienimpuls härter gegen Krebszellen vor und verstärken so die Wirkung der Chemotherapie. In mehreren Studien konnten die Wissenschaftler nachweisen, dass die Gabe der beiden Mikroorganismen die krebshemmende Immunantwort verstärkt. Sollten Sie betroffen sein, sprechen Sie bitte zuerst mit Ihrem Arzt beziehungsweise mit Ihrer Ärztin ab, ob eine zusätzliche Gabe von Enterokokken möglich und sinnvoll ist.

Enterokokken können auch ungünstige Auswirkungen auf unsere Gesundheit haben. Sowohl Enterococcus faecalis als auch Enterococcus faecium zählen zu den Histaminbildnern, deshalb sollte deren Zahl nicht zu hoch sein. Bei Histaminintoleranz ist die Einnahme von Nahrungsergänzungsmitteln mit Enterokokken nicht ratsam.

Wie bringe ich Enterokokken wieder in einen gesunden Bereich?

Sind die Enterokokkenwerte zu niedrig, kann man sie direkt mit Nahrungsergänzungsmitteln zuführen. Allerdings sind sie seltener in den handelsüblichen Präparaten enthalten als zum Beispiel Laktobazillen oder Bifidobakterien.

Achtung: In manchen Nahrungsergänzungsmitteln sind nur Enterokokken-Lysate (Bakterienbestandteile von Enterokokken) enthalten. Dabei handelt es sich nicht um lebende Bakterien, weshalb sie sich nicht im Darm ansiedeln können. Lysate sind zwar möglicherweise in der Lage, das Immunsystem zu stimulieren, können aber fehlende Enterokokken im Mikrobiom nicht ersetzen. Suchen Sie besser nach einem Präparat mit lebenden Enterokokken.

Enterokokken können aber auch durch unsere Ernährung in ihrer Entwicklung gefördert werden und sie sind auch in einigen Nahrungsmitteln enthalten. Studien zufolge werden diese Bakterien durch Isoflavone, Äpfel, Rotwein und Traubensaft in ihrem Wachstum gefördert. Enterokokken sind auch enthalten in fermentierten Lebensmitteln wie Camembert, Mozzarella und grünen Oliven.

Eubacterium limosum

Wer viele Keime mit dem Namen Eubacterium limosum im Darm hat, kann sich glücklich schätzen, denn das ist ein »Anti-Aging-Keim«, dessen Vorhandensein sich möglicherweise günstig auf Alterungsvorgänge und Lebenserwartung auswirkt. Im Vergleich zu jungen Erwachsenen haben Menschen, die auch im hohen Alter noch fit sind, bis zu zehnmal mehr Eubacterium limosum im Darm. Diese Keime zersetzen Ballaststoffe und wirken sich dadurch offenbar sehr positiv auf Fitness und Gesundheit aus.

Auch PatientInnen mit Blutkrebs (Leukämie), in deren Därmen sich besonders viele Bakterien der Art Eubacterium limosum tummelten, waren in Studien besser vor einem Fortschreiten der Erkrankung oder vor Rückfällen geschützt als Leukämiekranke, denen der Keim fehlte.

Wie bringe ich Eubacterium limosum wieder in einen gesunden Bereich?

Diese Anti-Aging-Bakterien, von denen Hundertjährige auffallend viele im Darm haben, benötigen präbiotische, pflanzliche Ballaststoffe, zum Beispiel Pektin aus Obstschalen, und resistente Stärke. Eubacterium limosum zersetzt diese Pflanzenfasern und bildet daraus kurzkettige Fettsäuren Butyrat (Buttersäure) und Propionat (Propionsäure). Je ballaststoffreicher Ihre Ernährung ist, desto besser kann sich Ihre Darmflora und speziell auch das Eubacterium limosum entwickeln. Bei einer Low-Carb-Ernährung mit einem hohen Eiweißanteil nimmt die Gruppe der Eubakterien ebenso wie die anderer Butyratproduzenten ab.

Eubacterium rectale

Sie haben erhöhten Blutdruck und reichlich Keime der Art Eubacterium rectale im Darm? Vielleicht besteht ein Zusammenhang. Das Vorkommen größerer Mengen Eubacterium rectale in der Stuhlprobe ist nachweislich mit einem höheren Risiko für bestimmte Erkrankungen verbunden. Bei Menschen mit hohem Blutdruck lassen sich oft viele dieser Bakterien nachweisen. Stoffwechselprodukte von Eubacterium rectale bewirken dann eine Gefäßverengung und lassen dadurch die Blutdruckwerte nach oben schießen.

Wie bringe ich Eubacterium rectale wieder in einen gesunden Bereich?
Eine fett- und proteinreiche Ernährung fördert die Vermehrung dieses Bakteriums. Reduzieren Sie deshalb die Zufuhr von tierischem Eiweiß und nehmen Sie deutlich mehr Ballaststoffe, Pflanzenfasern und Polyphenole aus Obst, Gemüse und grünem Tee zu sich.

Faecalibacterium prausnitzii

Faecalibacterium prausnitzii ist für unsere Gesamtgesundheit enorm wichtig. Es fördert die Darmgesundheit, verbessert die Stabilität der Darmbarriere und schützt vor Entzündungen und Übergewicht. Faecalibacterium prausnitzii ist einer der bedeutendsten Butyratproduzenten im Darm. Diese Fettsäure ist der wichtigste Energielieferant und Nährstoff für die Darmzellen und wirkt gleichzeitig entzündungshemmend. Eine gute Butyratversorgung und eine ausreichende Zahl an Faecalibacterium prausnitzii senkt das Risiko eines Leaky-Gut-Syndroms.

Folgen eines Butyratmangels können Übergewicht, Zuckerkrankheit und erhöhte Blutfettwerte sein. Zu wenige dieser wichtigen Bakterien findet man zudem oft bei chronisch entzündlichen Darmerkrankungen wie Morbus Crohn oder Colitis ulcerosa, bei denen insgesamt eine reduzierte Artenvielfalt der Darmbakterien besteht. Durch den Mangel an Faecalibacterium prausnitzii fehlen möglicherweise wichtige entzündungshemmende Impulse und das Abwehrsystem der PatientInnen reagiert mit einer unangebracht starken Entzündung auf bestimmte Keime im Darm.

Studien haben gezeigt, dass bei Reizdarmsyndrom eine gestörte Darmflora mit einem Mangel an Faecalibacterium prausnitzii und anderen Keimen vorliegt. Entzündungen können dann zu Reizungen des Darms führen und das Nervensystem des Verdauungstraktes reagiert übersensibel. Durch eine Regeneration der Darmflora bessern sich häufig auch die Beschwerden.

Auch bei Zöliakie – einer Erkrankung des Darms, die durch Gluten, einem Klebereiweiß in vielen Getreidearten, hervorgerufen wird – findet man häufig zu wenige Faecalibacterium-prausnitzii-Bakterien. Betroffene müssen Gluten lebenslang meiden.

Wie bringe ich Faecalibacterium prausnitzii wieder in einen gesunden Bereich?

Leider gibt es kein Nahrungsergänzungsmittel, mit dem man dieses Bakterium zuführen kann, deshalb muss man es indirekt mithilfe präbiotischer Ballaststoffe stärken. Besonders wichtig für Faecalibacterium prausnitzii ist resistente Stärke. Daraus kann der Keim die wichtige Buttersäure (Butyrat) bilden.

Außerdem gedeiht Faecalibacterium prausnitzii gut mit Inulin, ballaststoffreicher Ernährung, Rotwein und Isoflavonen. Probiotische Keime wie Bifidobacterium longum und andere acetatproduzierende Probiotika (Laktobazillen, Bifidokeime) stimulieren die Entwicklung von Faecalibacterium prausnitzii. Optimal ist ein saurer Darm-pH-Wert von etwa 5,5 für das Wachstum dieses Keims.

Noch ein Tipp: Besteht ein Mangel an Faecalibacterium prausnitzii, sollten Sie Ihre Darmbarriere überprüfen lassen. Unter einem Mangel an Faecalibacterium prausnitzii leiden die Darmzellen, wodurch die Durchlässigkeit der Darmbarriere zunehmen und das Risiko für ein Leaky-Gut-Syndrom ansteigen kann. Stoffwechselstörungen wie Übergewicht, Zuckerkrankheit und erhöhte Blutfettwerte genauso wie Allergien und Autoimmunerkrankungen bis hin zu psychischen Beschwerden wie Depressionen und Ängste oder ein chronisches Müdigkeitssyndrom können die Folge sein.

Flavonifractor plautii

Flavonifractor plautii können sich sowohl positiv als auch negativ auf unsere Gesundheit auswirken. Zumindest in Tierstudien waren diese Bakterien in der Lage, das Immunsystem so zu beeinflussen, dass es weniger stark auf Allergieauslöser reagierte. Andere Untersuchungen wiesen jedoch nach, dass das

Bakterium nützliche Pflanzenstoffe, sogenannte Flavonoide, abbauen kann. Flavonoide sind wichtig für die Gesundheit und schützen unter anderem vor Entzündungen und Krebserkrankungen. Zu viele Flavonifractor plautii verhindern aber, dass diese nützlichen Pflanzenstoffe ihre Wirkung im Darm und im gesamten Körper entfalten können. Eine indische Studie brachte dieses Bakterium deshalb mit einem erhöhten Risiko für Darmkrebs in Verbindung. Auch Depressionen treten häufiger auf, wenn viele Flavonifractor plautii im Darm leben.

Fusobacterium nucleatum

Nicht nur unser Darm ist ein bakterielles Biotop, auch die Mundschleimhaut ist dicht mit Mikroorganismen besiedelt. Je nach Zusammensetzung schützen die Mundkeime vor Karies und Parodontose oder fördern diese im ungünstigen Fall. Dabei ist Fusobacterium nucleatum ein unerwünschtes Mundschleimhautbakterium. Sein Lebensraum ist eigentlich der Mund und in geringer Konzentration ist der Keim auch im gesunden Zahnfleisch nachweisbar. Sind jedoch die Lebensbedingungen – zum Beispiel bei mangelnder Mundhygiene – günstig, breitet sich das Fusobakterium rasant aus und fördert die Entstehung von Parodontose und Parodontitis, also von Zahnfleischschwund und Entzündungen des Zahnhalteapparates. In diesem Fall können größere Mengen des Bakteriums durch Verschlucken bis in den Dickdarm gelangen, wie sich per Stuhlprobe nachweisen lässt. Wie im Mund, wo Fusobacterium nucleatum Entzündungen der Mundschleimhaut verursacht, die zu Zahnverlust führen können, wirkt sich das Bakterium auch im Darm ungünstig auf unsere Gesundheit aus. Eine große Zahl dieses Keims wird inzwischen mit einem erhöhten Risiko für Fehlgeburten, Arterienverkalkung und Darmkrebs in Verbindung gebracht.

Wie bringe ich Fusobacterium nucleatum wieder in einen gesunden Bereich?

Bei einer deutlich erhöhten Zahl an Fusobakterien in der Mikrobiomanalyse ist – aufgrund der aktuellen Studienlage – folgendes Vorgehen empfehlenswert:

> Planen Sie einen Zahnarztbesuch ein und lassen Sie überprüfen, ob eine Parodontose oder Parodontitis besteht. Wenn ja, dann auf jeden Fall eine entsprechende Behandlung durchführen lassen und die Zahnhygiene mit Zahnbürste, Zahnseide und Mundspülung optimieren.

> Um nun die erneute Ausbreitung des Keims zu verhindern, sollten Sie parallel den Aufbau einer gesunden Darmflora unterstützen. Dazu sind präbiotische Ballaststoffe und hoch dosierte probiotische Bakterien notwendig. Die Ernährung sollte umgehend auf ballaststoffreich und darmfreundlich umgestellt werden.

> Ist im Mund die Menge von Fusobacterium nucleatum erhöht, dann ist es besonders wichtig, diesem Keim den Weg in den Darm so schwer wie möglich zu machen. Der saure pH-Wert des Magensaftes stellt einen gewissen Schutz dar. Doch manche Medikamente wie etwa Protonenpumpenhemmer (Magentabletten) schwächen diesen »Säurewall«. Holen Sie sich also ärztlichen Rat, ob diese

Medikamente in Ihrem Fall wirklich weiterhin notwendig sind.

- Wenn Sie einen sehr hohen Anteil an Fusobacterium nucleatum im Stuhl haben, sollten Sie nach ärztlicher Rücksprache auch eine Untersuchung des Darms, zum Beispiel in Form einer Darmspiegelung oder entsprechender Stuhltests, durchführen lassen.

Hafnia

Hafnia-Bakterien gehören zur Gruppe der sogenannten Enterobakterien. Sie kommen in der Umwelt vor und man nimmt sie in geringen Mengen mit der Nahrung auf. Vor allem schlecht gereinigtes Biogemüse enthält größere Mengen dieser Bakterien. Eine gewisse Anzahl Hafnia-Bakterien gehört zu einer normalen Darmflora, vermehren sie sich jedoch übermäßig – ist der Wert in der Stuhlprobe also zu hoch –, ist das oft ein Zeichen dafür, dass die schützende Darmflora geschwächt ist. Vor allem die Säuerungsbakterien (Laktobazillen, Bifidobakterien, Enterokokken) werden durch Bakterien aus der Gruppe der Enterobakterien verdrängt.

Hafnia-Bakterien zählen zu den Fäulnisbakterien, die auch durch eine ballaststoffarme und eiweißreiche Ernährung gefördert werden. Sie können Entzündungen begünstigen, zudem ist Hafnia alvei ein starker Histaminbildner und kann, wenn er in zu hoher Zahl nachgewiesen wird, für eine Histaminintoleranz verantwortlich sein.

Wie bringe ich Hafnia wieder in einen gesunden Bereich?
Ein wichtiger Grund für zu viele Hafnia-Bakterien ist eine zu eiweißreiche und zu ballaststoffarme Ernährung. Auch eine Störung der Darmflora mit einem Mangel an schützenden Milchsäurebakterien kann dafür verantwortlich sein. Deshalb sollten Sie mit einer ballaststoffreichen Ernährung die gesunden Mikroorganismen stärken. Diese helfen, die Zahl der Hafnia zu reduzieren und dadurch Leber und Darm zu entlasten. Wichtig für eine gesunde Darmflora sind vor allem präbiotische Ballaststoffe. Möglicherweise lassen sich auch die Hafnia-Bakterien durch die regelmäßige Aufnahme von Oregano oder Oreganoöl reduzieren. Einige Studien weisen zumindest darauf hin.

Klebsiella

Klebsiella zählt – genauso wie die Keime Escherichia coli, Citrobacter, Enterobacter, Pseudomonas, Sutterella, Providencia und Serratia – zu einer Bakteriengruppe, deren Vertreter auch als »Entzündungsbakterien« oder »Fäulniskeime« bezeichnet werden. Verschiedene Klebsiella-Arten kommen in der Umwelt vor, zum Beispiel auf Getreide, in der Erde oder in Flüssen und Seen. Klebsiellen finden sich auch im Verdauungstrakt und zählen dort in niedriger Zahl zur normalen Darmflora. Allerdings sollte die Menge der Klebsiellen nicht über den Normwert ansteigen, da sonst das Risiko für verschiedene Erkrankungen steigt. Viele Keime aus dieser Gruppe zählen zu den Krankheitserregern und können vor allem für Menschen mit Abwehrschwäche problematisch werden.

Besonders bei einer Ernährung mit viel tierischem Eiweiß vermehren sie sich stark. Sie gelten inzwischen als Mitverursacher der nicht-alkoholischen Fettlebererkrankung und können zudem Entzündungen im gesamten Körper verursachen.

Klebsiella ist zudem in der Lage, die Aminosäure L-Carnitin, die man vor allem in Fleisch und tierischen Lebensmitteln findet, in gefäßschädigendes Trimethylamin umzuwandeln. Dadurch steigt das Risiko für Herz-Kreislauf-Erkrankungen und für Arterienverkalkung.

Auch bei Nahrungsmittelallergien und bei Depressionen lassen sich oft zu hohe Klebsiella-Werte im Stuhl nachweisen.

Wie bringe ich Klebsiella wieder in einen gesunden Bereich?

Zu viel Eiweiß und zu wenig Ballaststoffe, das ist der häufigste Grund für eine zu hohe Zahl an Klebsiella-Bakterien. Auch eine Störung der Darmflora mit einem Mangel an schützenden Milchsäurebakterien kann dafür verantwortlich sein. Stärken Sie deshalb mit einer ballaststoffreichen Ernährung die gesunden Mikroorganismen in Ihrem Darm. Diese helfen dann, die Zahl der Klebsiella zu reduzieren und dadurch Leber und Darm zu entlasten. Wichtig für eine gesunde Darmflora sind vor allem präbiotische Ballaststoffe. Auch hier weisen einige Studien darauf hin, dass sich die Klebsiella-Bakterien durch die regelmäßige Aufnahme von Oregano oder Oreganoöl möglicherweise reduzieren lassen.

Lachnospira

Lachnospira (Lachnospiraceae) zählen zu den nützlichen Bakterien. Sie bilden Propionat und Butyrat, unterstützen die Funktionen der Leber und reduzieren das Risiko für Übergewicht. Kinder mit ausreichend Lachnospira im Darm entwickeln seltener Asthmabeschwerden, reichlich Lachnospira scheinen zudem auch vor Gallensteinen zu schützen. Allerdings findet man bei Menschen mit Schlafstörungen oft erhöhte Lachnospiraceae-Werte, bei Brustkrebspatientinnen sind sie oft in zu geringer Zahl im Darm vorhanden.

Wie bringe ich Lachnospira wieder in einen gesunden Bereich?
Da Lachnospira zu den ballaststoffverwertenden Bakterien gehören, entwickeln sie sich besonders gut mit einer pflanzenbetonten Ernährung. Viel Gemüse und Vollkornprodukte sowie präbiotische Ballaststoffe unterstützen die Vermehrung dieser Bakterien. Auch Knoblauch tut den Lachnospira-Bakterien gut, die allerdings ausgesprochen empfindlich auf Antibiotikatherapien reagieren.

Laktobazillen (Lactobacillus) beziehungsweise Milchsäurebakterien

Laktobazillen, die klassischen Milchsäurebakterien, nehmen wir regelmäßig zu uns, wenn wir Joghurt, Kefir, Buttermilch oder Ähnliches essen. Dennoch fehlen diese wichtigen Helfer oft im Darm. Grund dafür kann eine Antibiotikatherapie, einseitige Ernährung oder Dauerstress sein. Mangelt es an Laktobazillen, dann zieht das meistens eine ganze Reihe weiterer Probleme und Veränderungen des Mikrobioms nach sich. Milchsäurebakterien »beschützen« nämlich zahlreiche andere Darmbakterien, indem sie den Verdauungstrakt zu einem für sie geeigneten Lebensraum machen: Laktobazillen zählen zur Säuerungsflora, also zu den Bakterien, die den pH-Wert des Darms senken, dadurch die Ausbreitung und Ansiedelung gesunder Bakterien fördern und unerwünschter Keime verhindern. Fehlen diese nützlichen Bakterien, dann nimmt der Säuregehalt des Stuhls ab, der pH-Wert steigt messbar an und die Kräfteverhältnisse im Darm kippen in Richtung der Mikroorganismen, die unter diesen Bedingungen gut leben können – aber nicht immer gut für uns sind.

Wichtige Helfer im Darm

Besonders wichtig sind Milchsäurebakterien als Produzenten kurzkettiger Fettsäuren. Diese tragen nicht nur zu einem günstigen Stuhl-pH-Wert bei, sie sind auch wichtig für die Ernährung und Regeneration der Darmschleimhaut, sie regen die Durchblutung der Darmschleimhaut an und wirken Entzündungen entgegen. Daneben kurbelt die von Laktobazillen gebildete Milchsäure auch die Darmbewegungen an und sorgt dafür, dass unser Darm nicht faul wird. Ein Mangel an Milchsäure- und Bifidobakterien führt häufig zu Verstopfung.

Viele Laktobazillen bilden zudem sogenannte Bacteriocine. Das sind Stoffe, die andere Bakterien vernichten oder ihr Wachstum hemmen können. Bacteriocine sind – neben dem sauren pH-Wert – eine weitere Abwehrstrategie der Darmflora gegen unerwünschte Eindringlinge, denn auch dadurch verhindern Milchsäurebakterien die Ansiedlung von Fremdkeimen im Darm und die Vermehrung von Fäulnisbakterien.

Laktobazillen verwerten ausschließlich Kohlenhydrate, insbesondere Ballaststoffe, die der Körper nicht vollständig aufspalten kann. Die meisten Laktobazillen bilden dabei durch Gärung Milchsäure, weshalb sie auch zur Herstellung und Haltbarmachung von Lebensmitteln genutzt werden. Wenn wir Produkte wie Joghurt, Kefir, Käse oder Buttermilch verzehren, die nicht wärmebehandelt sind, nehmen wir immer auch Milchsäurebakterien mit auf. Die meisten Arten lassen sich aber auch direkt und gezielt mit probiotischen Nahrungsergänzungsmitteln zuführen.

Förderer in vielen Bereichen

Neben diesen grundsätzlichen Fähigkeiten, die fast alle Milchsäurebakterien mitbringen, konnte man in Studien auch zeigen, dass einzelne Untergruppen noch weitere gesundheitsförderliche Effekte haben können.

- Bei Stress und Anspannung können Milchsäurebakterien wie Lactobacillus plantarum, Lactobacillus rhamnosum und Lactobacillus helveticus die Stimmung verbessern, beruhigend wirken und Ängste lösen. Sogar der Stresshormonspiegel (Cortisolspiegel) sank in Studien bereits nach 14 Einnahmetagen messbar.
- Lactobacillus helveticus stimuliert das Immunsystem und verringert bei infektanfälligen Personen wie leistungs-

orientierten Sportlern, Kindern oder Stressgeplagten die Häufigkeit von Infekten.

> Lactobacillus gasseri kann die Symptome bei Heuschnupfen und Allergien lindern.
> Lactobacillus gasseri und Lactobacillus plantarum können laut Studien zudem eine Gewichtsreduktion wirkungsvoll unterstützen.
> Lactobacillus plantarum wirkt sich günstig auf die sportliche Leistungsfähigkeit aus.
> Mit Lactobacillus plantarum ließ sich in einer koreanischen Studie eine messbare Verjüngung der Haut (weniger Falten, Zunahme der Elastizität) und eine verbesserte Feuchtigkeitsspeicherung erreichen.
> Bei Akne und Neurodermitis scheint sich Lactobacillus plantarum vorteilhaft auf den Hautzustand auszuwirken.
> Das Milchsäurebakterium Lactobacillus brevis sorgt für Entspannung, denn es kann stressabbauende Botenstoffe produzieren.
> Lactobacillus brevis ist ein wichtiges Mitglied der Darm- und der Mundflora und gehört auch zur Vaginalflora gesunder Frauen.
> In einer Studie ließ sich durch Lactobacillus paracasei zusammen mit Lactobacillus rhamnosus der sogenannte oxidative Stress bei Sportlern senken. Er entsteht, wenn viele Sauerstoffradikale (aggressive Moleküle) gebildet werden, die Zellen, Organe und Gefäße schädigen.
> Auch wer unter sensibler Haut leidet, sollte ausreichend Lactobacillus paracasei im Darm haben oder mit Nahrungsergänzungsmitteln zuführen. Das Bakterium sorgte

in Studien schon nach zwei Monaten dafür, dass die Haut weniger empfindlich auf äußere Einflüsse reagierte und nicht mehr so stark spannte.

Ein Mangel an Laktobazillen ist bedenklich und sollte behoben werden, denn die Folgen könnten sein:

> eine Schwächung der Säurebarriere des Darms und dadurch Besiedelung des Verdauungstraktes mit unerwünschten Keimen,
> eine Vermehrung von Fäulniskeimen. Dadurch können Blähungen, Bauchschmerzen und andere Verdauungsprobleme sowie Leberschäden begünstigt werden,
> eine Vermehrung histaminbildender Bakterien im Darm. Dadurch kann eine Histaminintoleranz begünstigt werden,
> die Ausbreitung von Pilzen, zum Beispiel Candida-Hefen,
> Verstopfung,
> Neigung zu Allergien,
> mangelnde Stressresistenz.

Wie bringe ich die Laktobazillen wieder in einen gesunden Bereich?

> Eine mögliche Ursache für einen Mangel an Laktobazillen kann die Einnahme von Antibiotika sein. Nach einer Antibiotikabehandlung sollte deshalb die Darmflora mindestens vier Wochen durch eine darmfreundliche Ernäh-

rung und eventuell durch ein Präparat, das Laktobazillen (und auch Bifidobakterien) enthält, aufgebaut werden.

- Zu einem Mangel an Laktobazillen kann es kommen, wenn Sie sich zu eiweißreich, zu fettreich und zu ballaststoffarm ernähren. Stellen Sie Ihre Ernährung entsprechend um.
- Manche Laktobazillen werden als Starterkulturen in fermentierten Lebensmitteln genutzt. Unter anderem finden sie für die Herstellung von Milchprodukten wie Joghurt, Sauerkraut, Wurst und auch Bier (Berliner Weiße) Verwendung. Wer regelmäßig vergorene, nicht wärmebehandelte Milchprodukte oder Erzeugnisse wie Joghurt, Kefir, Sauermilch, Buttermilch oder auch vergorenes Gemüse wie Sauerkraut oder Kimchi verzehrt, nimmt automatisch Laktobazillen zu sich. Allerdings ist auf Nahrungsmitteln nicht ersichtlich, welche Milchsäurebakterien für die Herstellung verwendet wurden und wie hoch die Zahl der enthaltenen Bakterien ist.
- Präbiotische Ballaststoffe wie resistente Stärke oder Pektin und komplexe Kohlenhydrate werden von den Milchsäurebakterien verarbeitet und zur Energiegewinnung genutzt, wodurch die Entwicklung der Laktobazillen positiv beeinflusst wird. Präbiotische Ballaststoffe findet man in verschiedenen Lebensmitteln wie Pastinaken, Spargel, Vollkornprodukten, Haferflocken, Endiviensalat, Porree, Zwiebeln, Knoblauch und so weiter.
- Milchsäurebakterien lassen sich zudem sehr einfach über Nahrungsergänzungsmittel zuführen.

Lactococcus

Das Bakterium Lactococcus unterstützt unser Immunsystem und kann Entzündungen lindern. Einige Mikroorganismen sind in der Lage, Vitamine zu produzieren, und Laktokokken zählen dazu. Bakterien der Gattung Lactococcus können vor allem Vitamin K_2 bilden, das notwendig ist für die Blutgerinnung und für die Versorgung der Knochen mit Kalzium. Wichtig sind Laktokokken auch für alle Menschen mit Laktoseintoleranz, denn sie sind in der Lage, den Milchzucker im Darm teilweise abzubauen und dadurch Milchprodukte verträglicher zu machen.

Wie bringe ich Lactococcus wieder in einen gesunden Bereich?

Wenn Laktokokken fehlen, kann man sie mit Nahrungsergänzungsmitteln, die Lactococcus-Stämme enthalten, zuführen. Laktokokken werden zur Fermentierung von Milchprodukten wie Buttermilch oder Käse verwendet. Allerdings ist bei Nahrungsmitteln nicht ersichtlich, ob Laktokokken oder andere Milchsäurebakterien für die Herstellung verwendet wurden.

Methanobrevibacter

Methan ist ein farb- und geruchloses Gas, das in Sümpfen entsteht und in Erdgas enthalten ist. Auch Bakterien können Methan bilden, sogar im menschlichen Darm. Methanobrevibacter sind dazu in der Lage; sie können Wasserstoff oder Kohlenstoffdioxid in Wasser und Methan umwandeln. Doch diese wichtige Eigenschaft der Methanbildner ist für uns manchmal unangenehm: Wenn die Mikroorganismen Methangas im Übermaß bilden, führt das auch zu Blähungen und Schmerzen. Andere »Gasbildner«, die mit Blähungen in Verbindung stehen können, sind Bacteroides (bilden Wasserstoff) oder Deisulfovibrio (bilden Schwefelwasserstoff). Eine große Zahl an methanproduzierenden Bakterien kann zudem für eine chronische Obstipation (Stuhlverstopfung) verantwortlich sein. Das Methangas hemmt die natürliche Darmbewegung (Motilität), weshalb der Darminhalt zu langsam weitertransportiert wird.

Methanobrevibacter smithii

Ein wichtiger Vertreter in der Gruppe der Methanbildner ist Methanobrevibacter smithii – ein Keim mit zwei Gesichtern, der sowohl Gutes für unsere Gesundheit tut, im Übermaß aber eventuell auch Schaden anrichtet. Er kommt bei Menschen mit chronisch entzündlichen Darmerkrankungen wie Morbus Crohn oder Colitis ulcerosa häufiger vor und auch bei Multipler Sklerose ist die Zahl der Methanobrevibacter oft erhöht. Methanobrevibacter können entzündungsfördernde Gewebehormone (Zytokine) produzieren und dadurch Entzündungsprozesse im Körper anheizen.

Methanobrevibacter könnte man als eine Art Müllabfuhr des menschlichen Körpers bezeichnen, denn sie verarbeiten Abfallstoffe und Ausscheidungen anderer Mikroorganismen, die in der Darm- und Mundschleimhautflora leben. Diese »Aufräumarbeiten« sind wichtig, denn sie sorgen für ein gutes Darmklima, schützen möglicherweise sogar vor Karies und fördern die Ansiedelung weiterer nützlicher Bakterienstämme. Das zeigt auch eine Studie an Mäusen: Transplantierte man den Tieren entweder eine Darmflora mit oder ohne das Bakterium Methanobrevibacter smithii, dann ließen sich am Ende des Versuchszeitraums deutliche Unterschiede zwischen den beiden Gruppen feststellen. Im Darm der Nager, die zusätzlich Methanobrevibacter smithii erhielten, siedelten sich rund 100-mal mehr gesunde und nützliche Mikroorganismen an als in Därmen, die diesen Keim nicht enthielten. Vor allem Bakterien, die Kohlenhydrate verarbeiten können, vermehrten sich mit Methanobrevibacter smithii besonders stark. Aber das Ganze hatte auch einen Nachteil: Die Nager mit vielen Methanobrevibactern brachten ein paar Wochen später etwa 15 Prozent mehr auf die Waage.

Ob auch bei uns Menschen das Risiko für Übergewicht steigt, wenn viele Methanobrevibacter smithii im Darm nachweisbar sind, ist nicht eindeutig geklärt. Einige Untersuchungen sprechen dafür, dass Methanbakterien Adipositas-Erreger sein könnten. Französische Wissenschaftler von der Université de la Méditerranée in Marseille fanden jedoch genau das Gegenteil heraus. Sie wiesen nach, dass Übergewichtigen neben Bifidobakterien vor allem Methanobrevibacter smithii fehlen und dass das Gewicht umso niedriger ist, je mehr dieser Keime im Darm vorhanden waren. Diesen Forschungsergebnissen nach senken die Methanproduzenten offensichtlich das Risiko für Übergewicht. Da die Studienlage uneinheitlich ist, sollte man darauf achten, dass diese Bakterien weder in zu großer noch in zu geringer Zahl im eigenen Darm vorhanden sind.

Odoribacter

Der Nachweis von reichlich Odoribacter in der Stuhlprobe geht wahrscheinlich mit einem erhöhten Schutz vor Bluthochdruck einher. Das hat eine Studie an übergewichtigen Schwangeren ergeben. Die werdenden Mütter mit ausreichend Odoribactern im Darm hatten gesündere Blutdruckwerte als die, denen das Bakterium fehlte. Odoribacter produzieren zudem die kurzkettige Fettsäure Butyrat, wirken dadurch entzündungshemmend und scheinen auch das Risiko für ein Reizdarmsyndrom zu senken.

Wie bringe ich Odoribacter wieder in einen gesunden Bereich?

Es gibt wenige Informationen, wie man die Zahl dieser Bakterien erhöhen kann. Da es sich um einen Butyratbildner handelt, ist aber wahrscheinlich eine ausreichende Ballaststoffzufuhr – vor allem viel resistente Stärke – wichtig.

Oscillibacter

Schlafen Sie schlecht? Vielleicht liegt es an Ihrer Darmflora. Oscillibacter und auch Alistipes können zu Schlafstörungen führen, denn sie wirken sich ungünstig auf den Tryptophanstoffwechsel und auf die Wirksamkeit beruhigender Nervenbotenstoffe wie GABA aus. Oscillibacter bilden die sogenannte Valeriansäure, die Rezeptoren blockiert, an denen der beruhigende und schlaffördernde Botenstoff GABA andocken kann.

Dadurch verhindern die Stoffwechselprodukte von Oscillibacter-Bakterien die entspannende und ausgleichende Wirkung des Nervenbotenstoffs. Es wird vermutet, dass Bakterien, die an der Produktion oder dem Stoffwechsel von Valeriansäure beteiligt sind, sowohl an Schlafstörungen als auch an der Entstehung von Depressionen schuld sein könnten.

Wie kann ich die Tryptophanproduktion wieder anregen?
Nur eine gesunde und vielfältige Darmflora bildet genügend Ausgangsstoffe, die uns gut schlummern lassen und Schlafstörungen oder auch Depressionen entgegenwirken. Es gibt sogar probiotische Bakterien, die man zuführen kann und die hier unterstützend wirken. Bifidobacterium infantis ist so ein probiotisches Bakterium, das dafür sorgt, dass ausreichend Material für die Schlafhormonbildung zur Verfügung steht, indem es den Tryptophanspiegel im Blut ansteigen lässt. Tryptophan ist auch als Nahrungsergänzungsmittel erhältlich.

So steigern Sie die GABA-Produktion
GABA (Gamma-Aminobuttersäure) ist ein beruhigender Nervenstoff und gilt als natürlicher Tranquilizer. Sie verlangsamt die Reizübertragung zwischen den Muskeln und auch der Kopf kann so zur Ruhe kommen, Stress wird abgebaut, Schlafstörungen bessern sich. Um ausreichend GABA zu bilden, benötigt unser Organismus die Aminosäure Glutamin und bestimmte Mikronährstoffe als Co-Faktoren. Besonders wichtig sind Vitamin B_6 und Zink. Die GABA-Bildung kann durch bakterielle Unterstützung

angeregt werden, und deshalb benötigen wir die richtigen Bakterien im Darm, damit die Produktion beruhigender Botenstoffe auf Hochtouren laufen kann. In einer Studie konnte nachgewiesen werden, dass verschiedene Bifidobakterien und Laktobazillen GABA produzieren können. Vor allem Bifidobacterium dentium, Bifidobacterium infantis, Bifidobacterium adolescentis und Lactobacillus brevis erwiesen sich als gute GABA-Bildner, wobei Lactobacillus brevis besonders effektiv war.

Oscillospira

Oscillospira zählen zu den wichtigen Bakterien, die in unserem Darm Kohlenhydrate verwerten und die für ihre gesunde Entwicklung resistente Stärke benötigen. Sie unterstützen eine gute Leberfunktion und schützen die Leber vor Schäden, senken das Risiko für Gewichtsprobleme, Zuckerkrankheit und chronisch entzündliche Darmerkrankungen wie Morbus Crohn. Wenn die Zahl dieser Bakterien allerdings sehr hoch ist, dann wird dadurch die Bildung von Gallensteinen gefördert.

Wie bringe ich Oscillospira wieder in einen gesunden Bereich?

Oscillospira benötigen komplexe Kohlenhydrate, vor allem resistente Stärke als wichtiges Bakterienfutter, das die Zusammensetzung unsers Mikrobioms verbessert und die Darmbarriere stärkt. Gute Lieferanten für resistente Stärke sind auch gekochte schwarze Bohnen, Cashewnüsse, Haferflocken und Bananen, die noch etwas grün sind.

Oxalobacter formigenes

Oxalobacter formigenes sind für alle wichtig, die unter Nierensteinen leiden. Nierensteine sind nicht nur unangenehm, sondern auch hartnäckig; jeder zweite Betroffene erleidet nach der Entfernung der Steine einen Rückfall. Nun haben Forscher der Harvard-Universität in Boston herausgefunden, dass das Bakterium Oxalobacter formigenes das Rückfallrisiko um 70 Prozent senken kann.

Oxalobacter formigenes gehören zur gesunden Darmflora und die Bakterien ernähren sich ausschließlich von Oxalat, das einen Risikofaktor für Nierensteine darstellt. Oxalobacter formigenes verstoffwechseln Oxalate und fördern zusätzlich die Oxalatausscheidung in den Darm. Dadurch senken sie die Spiegel dieses Kalziumsalzes und wirken so der Nierensteinbildung entgegen.

Wie bringe ich Oxalobacter formigenes wieder in einen gesunden Bereich?

Leider gibt es dieses Bakterium noch nicht als Nahrungsergänzungsmittel, aber man konnte feststellen, dass auch Laktobazillen – also Milchsäurebakterien – Oxalat abbauen und dadurch den Oxalatspiegel niedrig halten können. Fehlen Oxalobacter, dann können Laktobazillen einen Teil ihrer Arbeit übernehmen. Vor allem Vegetarier sollten den Oxalatspiegel im Blick haben, denn bei vegetarischer Kost steigt der Spiegel an, selbst wenn nur selten oxalathaltige Lebensmittel verzehrt werden. Besonders viel Oxalat ist enthalten in Rhabarber, Spinat, Mangold oder Rote Bete.

Peptostreptococcus

Bakterien der Gattungen Peptostreptococcus und Eggerthella sind in der Lage, bestimmte Pflanzenstoffe, sogenannte Lignane, in Phytohormone (= pflanzliche Stoffe mit hormonähnlicher Wirkung) umzuwandeln. Lignane findet man in Leinsamen, Vollkornprodukten und Gemüse. Es handelt sich um Vorstufen von Pflanzenhormonen (Phytoöstrogenen), die für uns Menschen erst nutzbar werden, wenn Darmbakterien sie »vorverdauen«, in die bioaktiven Formen »Enterolacton« und »Enterodiol« umwandeln und dadurch für uns Menschen verwertbar machen. Diese Phytohormone haben positive Effekte auf unsere Gesundheit, sie wirken sich günstig auf die Knochenstabilität, die Blutfettwerte und die Gesundheit der Gefäße aus.

Einzelne Studien bringen allerdings bestimmte Peptostreptococcus-Arten mit der Entstehung von Darmpolypen und Darmkrebs in Verbindung. Die Werte in der Mikrobiomanalyse sollten deshalb im Idealfall im mittleren Bereich liegen.

Prevotella

Prevotella zählt zu den wichtigsten mucinspaltenden Bakterien und erfüllt zahlreiche wichtige Aufgaben für unsere Gesundheit. Unter »Mucin« versteht man die Schleimschicht. Prevotella-Bakterien regenerieren die Schleimschicht (Mucinschicht), die die Darmschleimhautzellen überzieht und schützt, und sorgen dadurch für eine starke Darmbarriere. Außerdem bildet Prevotella Butyrat. Diese kurzkettige Fettsäure ist ein wichtiger Energielieferant für die Darmzellen und hat entzündungshemmende Wirkung. Prevotella scheint zudem ein wichtiges Bakterium für ein gesundes Nervensystem zu sein; bei Multipler Sklerose, Morbus Parkinson, aber auch bei Darmkrebs ist dieses Bakterium unterrepräsentiert.

Prevotella copri kann möglicherweise auch das ungeborene Kind vor Allergien im späteren Leben schützen. Fehlt Prevotella copri im Darm der Mutter, steigt das Risiko für Allergien beim Kind, so das Ergebnis einer australischen Studie.

Zu viele Prevotella-Bakterien können jedoch auch Schaden anrichten. Aktuelle Studien des Leibniz Institute DSMZ in Braunschweig zeigen, dass Prevotella-Bakterien das Risiko für entzündliche Darmerkrankungen erhöhen können.

Prevotella copri scheint zudem bei rheumatoider Arthritis – einer Autoimmunerkrankung, die mit Gelenkschmerzen und Entzündung einhergeht – eine Rolle zu spielen. Bei drei von vier Erkrankten konnten diese Bakterien in großer Zahl im Darm nachgewiesen werden. Auch bei Diabetes ist Prevotella copri im Darm zu stark vertreten.

Wie bringe ich Prevotella wieder in einen gesunden Bereich?

Prevotella-Bakterien brauchen Pflanzenkost und viele komplexe Kohlenhydrate aus Früchten, Gemüse und Vollkornprodukten. Sie werden in ihrem Wachstum gefördert durch Haferflocken, Kleie, Roggen, Rotwein und eine mediterrane Ernährung.

Bei einer Low-Carb-Ernährung mit einem hohen Proteinanteil geht ihre Anzahl zurück. Da Prevotella-Keime aber nicht nur positive, sondern auch einige negative Effekte haben, ist es wichtig, die Werte dieses Bakteriums im Normbereich zu halten und zu hohe ebenso wie zu niedrige Werte zu vermeiden.

Proteus

Der Name der Proteus-Bakterien stammt vom griechischen Meeresgott Proteus, der als sehr wandelbar und anpassungsfähig beschrieben wird. Und das ist der Keim auch. Er kann sich gut an unterschiedliche Lebensräume anpassen und kommt im Boden, in Gewässern und im Darm von Menschen und Tieren vor. Doch Proteus-Bakterien gehören zu den unerwünschten Keimen, da sie den Stoffwechsel stark belasten. Bei Gesunden kommen sie nur vorübergehend und in geringer Anzahl vor; meistens wurden sie dann mit der Nahrung aufgenommen und passieren lediglich den Darm, siedeln sich aber nicht dauerhaft an.

Proteus zählen zu den sogenannten Fäulniskeimen und können als LPS-Bakterien auch Entzündungen begünstigen (siehe Seite 58 f.). Als Fäulniskeime sind sie in der Lage, aus Eiweiß Ammoniak zu bilden, das die Leber durch den notwendigen Abbauprozess stark belasten kann. Durch Fäulnisprozesse lassen Proteus-Bakterien auch den pH-Wert im Darm ansteigen, wodurch die Abwehr gegen andere schädliche Mikroorganismen geschwächt wird. Proteus sind zudem in der Lage, den Eiweißbaustein L-Carnitin in das schädliche Trimethylamin (TMA) umzuwandeln. TMA erhöht das Risiko für Herz-Kreislauf-Erkrankungen um ein Vielfaches (siehe auch zur Arterienverkalkung ab Seite 164).

Zu viele Proteus-Bakterien haben das Potenzial, die normale Funktion des Darms zu stören und zu Blähungen, Koliken und Reizdarmsyndrom zu führen. Einige Proteus-Arten können vor allem bei vorerkrankten und abwehrgeschwächten Personen Harnwegsinfekte, Nierenentzündungen oder Magen-Darm-Infekte auslösen.

Wie bringe ich Proteus wieder in einen gesunden Bereich?
Ist die Zahl der Proteus-Bakterien erhöht, kann das an einer einseitigen Ernährung liegen. Viel Eiweiß und Fett in Fast Food, Fertiggerichten und Süßem und wenig Ballaststoffe fördern die Zunahme aller Fäulnisbakterien, zu denen auch Proteus gehört. Deshalb sollten Sie mit einer ballaststoffreichen Ernährung die gesunden Mikroorganismen stärken. Diese helfen, die Zahl

der Proteus-Bakterien zu reduzieren und dadurch Leber und Darm zu entlasten. Wichtig für eine gesunde Darmflora sind vor allem präbiotische Ballaststoffe. Auch ausreichend Milchsäurebakterien und Bifidobakterien können die Proteus-Bakterien und andere Fäulniskeime eventuell zurückdrängen.

Providencia

Providencia-Bakterien sind weitverbreitet und kommen auch im menschlichen Darm vor. Vor allem bei einer Abwehrschwäche können sie jedoch problematisch werden. Unter anderem verursachen sie Durchfallerkrankungen, Harnwegs- und Wundinfektionen. Providencia zählen zu den histaminbildenden Bakterien. Bei einer erhöhten Zahl an Providencia-Bakterien lesen Sie bitte den Beitrag zu Histaminintoleranz (siehe ab Seite 192).

Pseudobutyrivibrio

Pseudobutyrivibrio ist ein Bakterium, das uns schlank halten kann, das haben aktuelle Studien gezeigt. Viele Bakterien vom Stamm Pseudobutyrivibrio unterstützen offensichtlich die Bemühungen, Gewicht zu verlieren.

Wie bringe ich Pseudovibrio wieder in einen gesunden Bereich?

Es ist gar nicht so schwer, dieses Bakterium zu unterstützen. Schwarzer Tee scheint die richtige Getränkewahl zu sein. Dadurch ließ sich die Zahl verschiedener Bakterien, die mit Übergewicht in Verbindung stehen, verringern. Gleichzeitig nahm die Anzahl von Bakterien wie Pseudobutyrivibrio zu, die für eine schlanke Figur sorgen. Nützliche Bakterien werden ebenso durch grünen Tee gefördert. Sinnvoll ist es, täglich ein paar Tassen davon zu trinken. Da Tee aber durchaus beträchtliche Mengen Koffein enthält, wurden in Studien auch die koffeinfreien Varianten getestet – und auch diese wirkten sich günstig auf das »schlanke« Mikrobiom aus.

Pseudoflavonifractor

Pseudoflavonifractor ist ein Bakterium, das es uns leicht macht, schlank zu bleiben oder nach einer Gewichtsreduktion das gesunde Gewicht länger zu halten. Im Rahmen einer Studie mussten die Teilnehmer ein einjähriges Gewichtsreduktionsprogramm mit kalorienarmer Ernährung, Bewegung und Verhaltenstherapie absolvieren. Teilnehmer, denen es zwei Jahre gelungen war, ihr niedriges Gewicht zu halten oder weiter konstant Kilos zu verlieren, hatten zu Studienbeginn deutlich mehr Pseudoflavonifractor (und auch Alistipes) in der Darmflora als Probanden, bei denen die Gewichtsreduktion weniger erfolgreich war.

Wie bringe ich Pseudoflavonifractor wieder in einen gesunden Bereich?

In Tierstudien ließ sich die Zahl der Pseudoflavonifractor-Bakterien durch die Zugabe von Anthocyanen erhöhen. Unter

Anthocyanen fasst man eine Gruppe bestimmter sekundärer Pflanzenstoffe zusammen, die vor allem in dunklen Beeren wie Brombeeren, Heidelbeeren, Holunderbeeren oder schwarzen Johannisbeeren enthalten sind. Auch dem menschlichen Mikrobiom tun diese Pflanzenstoffe gut, die außer in Beeren auch in manchen Gemüsesorten, in Kaffee, dunkler Schokolade, Rotwein und grünem und schwarzem Tee enthalten sind. Anthocyane lassen sich auch mit Nahrungsergänzungsmitteln zuführen.

Pseudomonas

Pseudomonas-Bakterien zählen, wie auch die Keime Escherichia coli, Citrobacter, Enterobacter, Klebsiella, Sutterella, Providencia, Serratia und weitere zu der Bakteriengruppe der »Entzündungsbakterien« (LPS-Keime) beziehungsweise »Fäulniskeime«. Besonders bei einer Ernährung mit viel tierischem Eiweiß vermehren sie sich stark. Pseudomonaden sind sehr anspruchslose und flexible Keime, sie halten sich gern in feuchter Umgebung auf und können auch bei kühlen Temperaturen aktiv bleiben. Sie wachsen daher teilweise sogar im Kühlschrank und bringen dort beispielsweise den Schinken zum Schillern. Auch Konservierungsverfahren wie das Pasteurisieren können sie überleben und an der Fäulnis von Lebensmitteln mitwirken. So gehören sie prinzipiell zu den unerwünschten Bakterien und haben keine nützliche Wirkung im Darm. Sie können sich bei Immungeschwächten oder Kranken vermehren und die Abwehr des Organismus weiter schwächen.

Aber auch Gesunden können Pseudomonas schaden. Sie lassen den pH-Wert im Dickdarm ansteigen, sodass sich verstärkt fremde und schädliche Mikroorganismen ansiedeln, welche die guten Bakterien verdrängen können. Diese mikrobiellen Fäulnisprozesse im Dickdarm gehen oft auch mit vermehrter Gasbildung einher. Wenn die Pseudomonas-Werte zu hoch sind, kann das ein Grund für Blähungen, für Störungen der Darmfunktion und auch für Durchfälle sein.

Pseudomonas zählen zu den Bakterien, die Lipopolysaccharide (LPS) in ihrer Zellmembran haben. Dringen diese beispielsweise bei einem Leaky-Gut-Syndrom, also einer geschwächten Darmbarriere, in die Darmschleimhaut ein oder gelangen noch weiter in den Körper, dann können sie Entzündungsprozesse aller Art in Gang setzen. Inzwischen weiß man, dass lange bestehende Entzündungen das Risiko für andere Erkrankungen wie Depressionen, Übergewicht, neurologische Probleme oder Herz-Kreislauf-Erkrankungen erhöhen können.

Bei der nicht-alkoholischen Fettlebererkrankung findet man in der Mikrobiomanalyse zu viele Fäulnis- und LPS-Keime, zu denen auch Pseudomonas gehört. Auch an einer Überwucherung des Dünndarms, dem sogenannten SIBO-Syndrom, sind häufig Pseudomonas beteiligt.

Wie bringe ich Pseudomonas wieder in einen gesunden Bereich?

Wurden in der Stuhlprobe zu viele Pseudomonaden nachgewiesen, sollten Sie als Erstes darüber nachdenken, ob die Stuhlprobe möglicherweise mit dem Spülwasser in Berührung gekommen ist. Manchmal ist das der Grund für erhöhte Pseudomonas-Werte.

Oft sind die Werte aber tatsächlich erhöht. Das kann an der Ernährung liegen. Wie alle Fäulnisbakterien vermehren sich Pseudomonas bei einer eiweißreichen Ernährung mit wenigen Ballaststoffen gut. Meist fehlen zusätzlich noch schützende Milchsäurebakterien, die die Ausbreitung unerwünschter Keime verhindern könnten.

Auch auf Lebensmitteln vermehren sich Pseudomonaden und werden dann mit der Nahrung aufgenommen. Wenn der Schinken also grünlich schillert, ist es Zeit, ihn zu entsorgen. Dadurch reduzieren Sie die Aufnahme von Pseudomonas-Keimen.

Um die Zahl dieser Keime zu senken, sollten die gesunden Bakterien wie Laktobazillen, Bifidobakterien oder Enterokokken gestärkt werden. Diese Säuerungsbakterien lassen sich mithilfe von Nahrungsergänzungsmitteln zuführen.

Roseburia

Roseburia sind wichtige Butyratbildner. Sie tragen zur Darmgesundheit bei, denn sie stärken die Darmbarriere und schützen vor einem Leaky-Gut-Syndrom, sorgen für eine gesunde

Verdauung und schützen vor Verstopfung. Diese Bakterien nehmen auch das Herz in Schutz, senken das Risiko für Herz-Kreislauf-Erkrankungen und wirken sich günstig auf den Cholesterinspiegel und den Blutzucker aus. Bei Colitis ulcerosa ist dieses Bakterium oft in zu niedriger Konzentration vorhanden. Sehr hohe Keimzahlen können jedoch zu Reizdarmbeschwerden führen.

Wie bringe ich Roseburia wieder in einen gesunden Bereich?

Besonders wichtig sind die präbiotischen Ballaststoffe Pektin (zum Beispiel aus Apfelschalen, Zitrusfrüchten oder Quitten) und resistente Stärke, etwa aus gekochten und wieder abgekühlten kohlenhydrathaltigen Nahrungsmitteln wie Reis, Kartoffeln und Nudeln. Achtung: Bei einer Low-Carb/High-Protein-Diät sinkt die Zahl der Roseburia-Bakterien, denn dann fehlen die fermentierbaren Kohlenhydrate, die den Roseburias als Futter dienen. Dadurch nimmt auch die Menge des wichtigen Butyrats (Buttersäure) im Stuhl ab.

Regelmäßige Bewegung und ein bisschen Sport sorgen ebenfalls für einen Anstieg der Roseburia-Bakterien.

Rothia

Rothia (Rothia dentocariosa) ist ein Bakterium, das normalerweise auf der Mundschleimhaut und im Rachenraum vorkommt. Es wird mit der Entstehung von Karies und Zahnfleischentzündung (Parodontitis) in Verbindung gebracht.

Wie bringe ich Rothia wieder in einen gesunden Bereich?
Wenn in der Mikrobiomanalyse die Werte für diesen Keim sehr hoch sind, dann sollten Sie einen Zahnarztbesuch einplanen und auch das Zahnfleisch untersuchen lassen. Meistens gelangt das Bakterium nämlich aus dem Mund in den Darm. Eine entsprechende Behandlung der Parodontose, Mundspülungen und eventuell probiotische Lutschtabletten oder probiotische Kaugummis können das Bakterium im Mund zurückdrängen.

Ruminococcus

Ruminococcus-Bakterien halten uns offensichtlich jung und vital. Fitte und gesunde ältere Menschen haben eine große Zahl von Ruminococcus und anderen nützlichen Bakterien (Eubacterium limosum, Akkermansia muciniphila, Faecalibacterium prausnitzii oder Christensenella) in ihrem Mikrobiom. Ruminokokken produzieren zudem die wichtigen kurzkettigen Fettsäuren Butyrat und Propionat. Sie haben günstige Effekte auf Entzündungen, halten unser Gehirn fit, verringern das Risiko für Zuckerkrankheit und schützen vor Durchfallerkrankungen. Die Ruminococcus-Keime haben auch Einfluss auf das Darmkrebsrisiko, denn sie können den programmierten Zelltod (Apoptose) entarteter Zellen fördern und diese in den »Selbstmord« treiben.

Ruminococcus torques ist eine Untergruppe der Ruminococcus-Bakterien und zählt ebenfalls zu den Butyratbildnern. Dadurch beeinflusst Ruminococcus torques den Verlauf von chronisch entzündlichen Darmerkrankungen, vor allem Morbus Crohn, günstig. War in Studien der Prozentsatz von Ruminococcus torques im Darm verringert, ließen sich stärkere Entzündungen feststellen.

Wie bringe ich Ru gesunden Bereich?
minococcus-Bakterien wieder in einen Am besten füttert man die Ruminokokken mit reichlich präbiotischen Ballaststoffen, vor allem resistenter Stärke. Pflanzliche Proteine und Ballaststoffe aus Hülsenfrüchten wie Bohnen, Erbsen, Linsen, aus Vollkornprodukten, Nüssen, Mandeln und Samen wie Sesam-, Hanf- oder Leinsamen scheinen sich ebenfalls günstig auf diese Bakterien auszuwirken.

Serratia

Serratia-Bakterien gehören zur Gruppe der Enterobakterien. Die Arten Serratia marcescens und Serratia liquefaciens sind vor allem als Krankenhauskeime von Bedeutung und können Menschen mit einem geschwächten Immunsystem gefährlich werden. Auch als Auslöser von Harnwegs- oder Wundinfektionen ist Serratia bekannt. Für Immungesunde ist Serratia aber meistens ungefährlich, zumindest wenn das Bakterium nur in geringer Zahl im Darm nachgewiesen wird.

Bei einer Therapie mit dem Zytostatikum Gemcitabin sinkt die Wirksamkeit, wenn viele Serratia-Bakterien, aber auch Escherichia coli oder Klebsiella im Darm vorhanden sind. Deren Bakterienenzyme können das Krebstherapeutikum unwirksam machen.

Serratia hat aber daneben auch günstige Effekte. Die Bakterien synthetisieren das fettlösliche Vitamin K_2, das für die Knochengesundheit und die Blutgerinnung wichtig ist. Serratia marcescens ist ein besonders eifriger Vitamin-K_2-Produzent.

Viele Serratia-Bakterien können einen roten Farbstoff produzieren, weshalb sie auch als »Wunderbazillen« oder »Hostienpilz« bezeichnet werden (obwohl es sich hier gar nicht um einen Pilz handelt). Das rötliche Pigment ähnelt Blutstropfen, die an Heiligenbildern, Statuen oder auf Hostien manchmal als »göttliches Wunder« interpretiert wurden.

Wie bringe ich Serratia wieder in einen gesunden Bereich?
Ist die Zahl der Serratia-Bakterien zu hoch, dann sollten Sie Kohlenhydrate wie Glukose, Fruktose, Galaktose oder Maltose reduzieren, denn davon leben die Keime. Wichtig ist es, andere, schützende Bakterien durch ausreichend Ballaststoffe und probiotische Nahrungsmittel oder Nahrungsergänzungsmittel zu fördern und so Serratia nach und nach zu verdrängen.

Staphylokokken

Staphylokokken kommen häufig auf der Haut, aber auch in der Umwelt vor; da ist es nicht verwunderlich, wenn auch der eine oder andere Keim mal in den Darm gelangt. Wenn das Mikrobiom im Darm stark genug ist, siedeln sich die Keime dort aber nicht an, sondern sind nur vorübergehend nachweisbar. Doch manche Staphylokokkenarten können sich in zu warm gelagerten Speisen (Milchprodukten, Teigwaren, Süßwaren) vermehren und darin Giftstoffe produzieren. Kurz nach dem Verzehr kommt es dann zu Erbrechen und Durchfall. Die Beschwerden verschwinden allerdings meist von allein wieder. Doch auch dann können (vorübergehend) vermehrt Staphylokokken in den Darm gelangen. Daran ist insbesondere zu denken, wenn Sie aktuell an Erbrechen und Durchfall leiden.

Wie bringe ich Staphylokokken wieder in einen gesunden Bereich?

Verschiedene Pflanzenwirkstoffe wie Oregano, Thymian, Rosmarin, Süßholzwurzel oder Olivenblätter werden traditionell bei Magen-Darmbeschwerden eingesetzt. In wissenschaftlichen Studien ließ sich nun nachweisen, dass diese Wirkstoffe aus der Naturheilkunde nicht nur die Symptome lindern oder beseitigen, sondern tatsächlich die Zusammensetzung der Darmflora günstig beeinflussen können.

Das Wachstum von S. aureus wird wirksam behindert durch Thymianöl, Rosmarinextrakte und Oregano. Extrakte aus Olivenblättern (Olea europaea) oder Ackerschachtelhalm sind ebenfalls in der Lage, das Wachstum verschiedener Staphylococcus-Arten zu hemmen und ein gesundes Mikrobiom zu fördern.

Streptokokken beziehungsweise Streptococcus

Streptokokken sind kugelförmige Bakterien, die zur normalen Haut- und Schleimhautflora gehören. Man findet sie sowohl auf der Mund-, Nasen- und Rachenschleimhaut als auch im Darm, in der Scheide und auf der Haut. Einige Streptokokken sind

Krankheitserreger und verursachen unter anderem Scharlach, Wundinfektionen, Mandelentzündungen oder Lungenentzündungen. Andere Bakterien aus dieser Gruppe haben hingegen gesundheitsfördernde Wirkung und werden sogar als Starterkulturen für die Joghurt- und Käseherstellung verwendet.

Streptococcus thermophilus

Streptococcus thermophilus zählt zu den Milchsäurebakterien, die sowohl für die Herstellung von Joghurt und Käse wichtig sind, aber auch für unsere Gesundheit eine große Rolle spielen. Diese Mikroorganismen sind in der Lage, Antioxidantien zu bilden: Schutzstoffe, die man normalerweise in Obst und Gemüse findet und die unseren Körper vor dem Angriff freier Radikale schützen. Freie Radikale entstehen jeden Tag in unserem Stoffwechsel und können Zellen schädigen und Alterungsvorgänge beschleunigen. Streptococcus thermophilus ist quasi ein »Anti-Aging-Bakterium«. In Studien steigerte Streptococcus thermophilus zudem die sportliche Leistungsfähigkeit und stärkte gleichzeitig auch die Abwehrkräfte.

Streptococcus thermophilus kann das Enzym Laktase bilden, das den Milchzucker Laktose abbauen kann. Dadurch kann die Aufnahme von Streptococcus thermophilus die Symptome einer Laktoseintoleranz lindern. Ein Versuch mit entsprechenden Nahrungsergänzungsmitteln bei einer Milchzuckerunverträglichkeit erscheint deshalb sinnvoll.

Wie bringe ich Streptococcus thermophilus wieder in einen gesunden Bereich?

Streptococcus thermophilus wird für die Joghurt- und Käseproduktion verwendet. Theoretisch kann man das Bakterium also direkt mit diesen Nahrungsmitteln aufnehmen. Allerdings ist selten auf der Verpackung vermerkt, welche Bakterienstämme als Starterkultur und zur Fermentierung verwendet wurden. Das Bakterium lässt sich aber auch ganz unproblematisch mit probiotischen Nahrungsergänzungsmitteln zuführen. Dazu am besten auf die Verpackung schauen, denn Streptococcus thermopilus ist nur in einigen wenigen Nahrungsergänzungsmitteln enthalten.

Beta-hämolysierende Streptokokken

Eine zu hohe Anzahl Beta-hämolysierender Streptokokken im Darm kann verschiedene Ursachen haben. Möglicherweise bestehen Entzündungen im Nasen-Rachen-Raum (Mandel-, Nasennebenhöhlen-, Zahnfleischentzündungen). Diese gehen nicht selten auf Beta-hämolysierende Streptokokken zurück, die dann verschluckt und über den Stuhl ausgeschieden werden. Im Darm spielen sie allerdings in der Regel keine große Rolle.

Vorsicht in der Schwangerschaft! Trägt eine Schwangere Beta-hämolysierende Streptokokken in ihrer Scheide, kann sie diese während der Geburt auf das Baby übertragen. Vor allem bei zu früh geborenen Babys können die Keime eine Hirnhautentzündung, Lungenentzündung oder Blutvergiftung auslösen. Daher werden Schwangere vor der Geburt von ihrem Gynäkologen beziehungsweise ihrer Gynäkologin darauf untersucht und gegebenenfalls vorsorglich behandelt. Um eine Reinfektion der Scheide mit Beta-hämolysierenden Streptokokken aus dem Darm zu verhindern, sollten auch die Streptokokken im Darm behandelt werden.

Wie bringe ich die Beta-hämolysierenden Streptokokken wieder in einen gesunden Bereich?
Wurden Beta-hämolysierende Streptokokken im Stuhl vermehrt nachgewiesen, sollten Sie ärztlich überprüfen lassen, ob Entzündungsherde im HNO-Bereich beziehungsweise am Darmausgang bestehen und wie sie gegebenenfalls behandelt werden müssen. Bei Schwangeren oder Frauen mit Kinderwunsch sollte unbedingt auch die Scheidenflora auf diese Bakterien untersucht werden. Da Bakterien miteinander konkurrieren, können andere probiotische Bakterien wie der »gesunde« Keim Streptococcus thermophilus oder Milchsäurebakterien wie Laktobazillen, Bifidobakterien oder Enterokokken die Beta-hämolysierenden Streptokokken eventuell zurückdrängen.

Sutterella

Sutterella-Bakterien zählen zu den sogenannten Fäulnisbakterien und LPS-Keimen. Fäulniskeime werden sie genannt, da sie hauptsächlich Eiweiß verstoffwechseln. Bei der Verarbeitung der Proteine bildet sich durch Fäulnisprozesse unter anderem der schädliche Stoff Ammoniak, dessen Abbau die Leber auf Dauer überlasten und zu einer nicht-alkoholischen Fettlebererkrankung führen kann. Gleichzeitig zählen diese Bakterien zu den LPS-Keimen. »LPS« steht für »Lipopolysaccharide«, die in den Zellwänden von Sutterella, Escherichia coli, Citrobacter und Co. vorkommen. LPS ist eine Art Gift, das die Bakterien abgeben. Gelangt dieses Toxin in die Darmwand oder ins

Blut, löst das im ganzen Körper Entzündungen aus. Diese sind nicht direkt zu spüren, weshalb diese Art von Entzündung auch »stille Entzündung« – im Englischen »silent inflammation« – genannt wird. Auf Dauer können diese unterschwelligen Entzündungsreaktionen aber schädlich sein. Vor allem, wenn gleichzeitig die Darmbarriere durchlässiger ist, können LPS-Keime zahlreiche Erkrankungen wie Übergewicht, Zuckerkrankheit, Arterienverkalkung, Autoimmunerkrankungen, chronische Schmerzen und weitere begünstigen.

Eine große Zahl an Bakterien der Gattung Sutterella und Ruminococcus wird häufig in der Stuhlprobe autistischer Personen nachgewiesen und mit dieser Erkrankung in Verbindung gebracht.

Wie bringe ich Sutterella wieder in einen gesunden Bereich?

Die Zahl der Sutterella-Bakterien geht zurück, wenn weniger tierisches Eiweiß und Fett auf dem Speiseplan stehen, dafür aber mehr Ballaststoffe. Hier kommt es darauf an, die richtigen Ballaststoffe zu erwischen. Akazienfasern fördern Bakterienstämme, die Fäulniskeime reduzieren, und gleichzeitig bremsen diese Ballaststoffe auch das Wachstum von Sutterella und Co. Andere präbiotische Ballaststoffe wie Inulin können aber möglicherweise die Vermehrung von Sutterella sogar fördern. Hier ist also Vorsicht geboten. Günstig scheint auch die Zufuhr von Säuerungsbakterien (Bifidobakterien, Milchsäurebakterien) zu sein. Sie schafft im Darm ein Klima, das diesen unerwünschten Mikroorganismen das Leben schwer macht.

Veillonella

Veillonella ist ein Bakterium, das uns sportlich nach vorne bringt. SportwissenschaftlerInnen gehen davon aus, dass rund 20 Prozent unserer Leistungsfähigkeit von der Zusammensetzung der Darmflora abhängt, und Veillonella ist ein wichtiger Vertreter des »sportlichen Mikrobioms«. Veillonellen nutzen Laktat als Energiequelle und bauen es dadurch ab, deshalb profitieren vor allem Ausdauersportler von dem Vorhandensein dieses Bakteriums im Darm. Laktat, besser bekannt als Milchsäure, entsteht bei körperlicher Anstrengung im Muskel, wird ins Blut abgegeben und gelangt auch in den Darm. Bei langen Ausdauerbelastungen und hohem Tempo steigen die Laktatspiegel normalerweise kontinuierlich an und je höher die Laktatwerte, desto schwerer wird es, Leistung zu bringen. Doch je mehr Laktat anfällt, desto besser können sich die Veillonellen vermehren. Sie bauen das leistungshemmende Laktat ab, indem sie den Metaboliten einfach in eine andere kurzkettige Fettsäure, nämlich Propionat, umbauen.

Um zu überprüfen, wie groß der Effekt von Veillonellen auf die Leistungsfähigkeit tatsächlich ist, übertrugen Forscher »Sportlerstuhl« mit vielen Veillonellen auf Labormäuse. Die Nager mussten sich nun im Hamsterrad bis zur Erschöpfung verausgaben. Das »Veillonellen-Doping« steigerte die Leistungsfähigkeit der Nager deutlich. Sie hielten länger durch und liefen 13 Prozent weiter als die Mäuse ohne bakterielle Unterstützung.

Wie bringe ich Veillonella wieder in einen gesunden Bereich?

Veillonellen greifen nicht auf Glukose oder Fruchtzucker als Energiequelle zurück, sondern können nur Laktat verstoffwechseln. Diese Milchsäure entsteht bei körperlicher Anstrengung im Muskel, wird ins Blut abgegeben und gelangt so auch in den Darm, wo sie in eine andere kurzkettige Fettsäure, nämlich Propionat, umgebaut wird. Und diese Propionsäure scheint der wichtige leistungssteigernde Faktor zu sein. Sportler und Veillonella haben demnach eine »symbiotische« Beziehung: Der höhere Milchsäuregehalt im Darm von Sportlern begünstigt das Wachstum von Veillonella, und diese Bakterien produzieren wiederum Propionsäure, wodurch sich die sportliche Leistung verbessert. Am besten lassen sich die Veillonellen demnach durch Sport fördern. Möglicherweise ist auch die Vermehrung der Veillonellen bei regelmäßiger körperlicher Aktivität Teil des Trainingseffektes bei Athleten. Besonders hoch ist die Laktatproduktion bei anaerober Leistung, zum Beispiel bei kurzen Sprints, bei denen man außer Atem kommt. In den vergangenen Jahren hat dieses Intervalltraining auch bei Freizeitsportlern wieder eine Renaissance erlebt, da sich damit schneller Erfolge einstellen, als wenn man nur in gleichmäßigem Tempo durch den Wald trabt. Demnächst beim Joggen oder Radfahren also zwischendurch immer mal Sprints einlegen oder kräftiger in die Pedale treten.

Die Welt der Pilze

Pilze gehören nicht zur normalen, gesunden Darmflora, doch wir nehmen sie täglich über unsere Nahrung auf. Man findet Pilze auf vielen Pflanzen, Früchten, in Sauerkraut, in Milchprodukten und bestimmten Käsesorten. Pilze gelangen mit den Lebensmitteln in unseren Darm und damit auch in den Stuhl. Hier gehören sie zwar nicht hin, in der Regel passieren sie den Darm aber nur und werden dann wieder ausgeschieden – eine gesunde Darmflora und ein starkes Immunsystem verhindern eine Ansiedelung oder eine übermäßige Ausbreitung. Problematisch können Pilze aber werden, wenn die schützende Darmflora zum Beispiel durch Antibiotika geschädigt ist oder die Abwehrkräfte geschwächt sind. Dann können sich Pilze dauerhaft ansiedeln und übermäßig wachsen. Werden vermehrt Pilze im Darm nachgewiesen, muss grundsätzlich abgeklärt werden, ob es sich nur um einen vorübergehenden Pilznachweis im Sinne eines »Durchwanderns« handelt, ob es sich um eine harmlose Besiedelung handelt oder ob der Pilznachweis einen Krankheitswert haben könnte.

Hefepilze

Eine Besiedelung mit Hefepilzen besitzt zwar selbst oft keinen großen Krankheitswert, kann aber Ausdruck eines gestörten und verarmten Mikrobioms sein. Fehlen wichtige schützende Bakterien, dann können sich die Pilze leicht vermehren und ausbreiten.

Candida

Candida-Pilze gehören zu den unerwünschten Keimen im Darm, lassen sich aber in niedriger Zahl auch im gesunden Mikrobiom nachweisen. Der bekannteste Darmhefepilz ist Candida albicans.

Ist die Zahl der Candida-Pilze im Darm erhöht, ist das noch kein Grund zur Sorge. Hefepilze nimmt jeder aus der Umwelt oder über Lebensmittel (Milchprodukte, Fruchtsäfte, Wein, Bier, Kräuter, Rohkost) auf. Meistens passieren sie den Darm nur, ohne dort Fuß zu fassen.

Wann können die Candida-Werte im Darm erhöht sein?

- Ungesunde Ernährung: Kohlenhydrathaltige Nahrungsmittel füttern Hefepilze, denn sie wachsen besonders gut mit leicht verfügbaren Kohlenhydraten wie beispielsweise Haushaltszucker und Fruchtzucker sowie Weißmehl.
- Antibiotika: Antibiotika beeinträchtigen die normale Darmflora. Viele schützende Bakterien werden abgetötet und es entstehen dadurch Lücken, die von Candida-Pilzen besetzt werden können. Wenn die Darmflora gestört und der pH-Wert des Darms zu hoch ist, dann können sich Hefepilze leicht vermehren und ausbreiten.
- Chronische Erkrankungen: Wenn das Immunsystem geschwächt und die Darmschleimhaut entzündet ist oder eine Zuckerkrankheit besteht, begünstigt das auch die Ausbreitung unerwünschter Pilze.
- Kortisonpräparate: Bei einer längerfristigen Einnahme schwächt Kortison die Abwehrkräfte. Die können dann

die Hefepilze nicht mehr in Schach halten und deren Ausbreitung verhindern.

> Hormone: Bei einer längerfristigen Einnahme von Hormonen, etwa zur Empfängnisverhütung, kann es ebenfalls sein, dass sich Candida-Pilze stärker vermehren.

Welche Beschwerden können bei einer Besiedelung des Darms mit Hefepilzen auftreten?

> Candida-Pilze lieben Kohlenhydrate, und die fordern sie dann auch ein. Heißhunger auf Süßigkeiten kann ein Zeichen dafür sein.

> Bauchbeschwerden wie Blähungen, Bauchschmerzen oder Völlegefühl weisen auf eine Störung der Darmflora hin. Meist sind dann auch mehr Candida-Pilze im Darm nachweisbar. Diese sind aber nicht unbedingt für die Beschwerden verantwortlich.

> Candida-Pilze können möglicherweise bestehende Allergien verstärken.

> Auch immer wieder auftretende Scheidenpilze können über eine starke Besiedelung des Darms mit Candida gefördert werden. Hier ist es sinnvoll, die Darmflora aufzubauen und den Pilz aus dem Darm zu vertreiben. Oft ist man dann auch die Scheideninfektionen los.

> Im Mund und Rachen lassen sich manchmal weißliche Beläge (Mundsoor) nachweisen, die ebenfalls von Hefepilzen verursacht werden.

Wie bringe ich Candida wieder in einen gesunden Bereich?
In vielen Fällen verschwinden die Candida-Pilze von selbst wieder aus dem Darm. Wenn allerdings Beschwerden auftreten oder die Zahl der Hefepilze im Darm deutlich erhöht ist, sollten Sie ein paar Empfehlungen berücksichtigen.

> Zu viele Candida-Pilze im Darm sind nicht unbedingt die Ursache der Beschwerden, sondern nur ein Zeichen dafür, dass die Darmflora insgesamt gestört ist und sich deshalb nicht mehr richtig gegen eine Ausbreitung der Pilze wehren kann. Stärken Sie deshalb die Darmflora, indem Sie abwechslungsreich essen und ausreichend präbiotische Ballaststoffe zu sich nehmen. In welchen Lebensmitteln diese wichtigen Ballaststoffe enthalten sind, können Sie ab Seite 229 nachlesen.
> Die Darmflora lässt sich auch durch sogenannte Synbiotika unterstützen, also Nahrungsergänzungsmittel, die präbiotische Ballaststoffe und gesunde, probiotische Bakterien enthalten.
> Reduzieren Sie Zucker und leicht verdauliche Kohlenhydrate. Man kann die Hefepilze zwar nicht – wie manchmal behauptet wird – »aushungern«, aber wenn weniger Nährstoffe für das Wachstum der Pilze zur Verfügung stehen, dann können sie sich nicht mehr ganz so stark vermehren.
> In der Apotheke gibt es Medikamente, die gezielt Hefepilze beseitigen können. Diese sind recht gut verträglich, da sie nicht in den Körper aufgenommen werden, sondern nur im Darm wirken. Lassen Sie sich dazu ärztlich oder in der Apotheke beraten. Parallel zur Pilzbehandlung

sollte aber auch das Mikrobiom aufgebaut werden, damit sich die Pilze nach Absetzen der Medikamente nicht wieder ungehindert ausbreiten können. Auch Kräuter und Pflanzenextrakte wie Oregano, Thymian, Rosmarin und Ackerschachtelhalm unterstützen die Heilung von Pilzinfektionen.

Rhodotorula

Rhodotorula-Hefen sind in der Regel harmlos. Sie sind weltweit verbreitet und man findet sie im Boden, in der Luft, in Gewässern, auf Pflanzen, Säugetieren und auch auf dem Menschen. Lebensmittel wie Erdnüsse, Früchte, Milch, Käse und Fruchtsäfte können gelegentlich solche Hefen enthalten. Über Nahrungsmittel gelangen sie ab und zu in den Darm, wo sie normalerweise nicht hingehören. Ist die Abwehrleistung der Darmflora, der Darmschleimhaut und des Immunsystems stark genug, setzen sie sich im Darm nicht fest. Nur sehr selten können sie bei stark immungeschwächten Menschen zu Infektionen führen.

Wann können die Rhodotorula-Werte im Darm erhöht sein?

Folgende Ursachen können dafür verantwortlich sein:

> Meistens wurden die Pilze über die Nahrung aufgenommen und werden wieder ausgeschieden. Sie passieren den Darm nur. Nur wenn die Darmflora sehr stark geschädigt ist, können sich Rhodotorula länger im Darm halten.

> Auch nach Antibiotikatherapien, wenn die Darmflora geschwächt ist, können sich Rhodotorula ebenfalls ausbreiten.

Wie bringe ich Rhodotorula wieder in einen gesunden Bereich?

- Nur bei einer starken Abwehreinschränkung können sich in sehr seltenen Fällen Rhodotorula an die Darmschleimhaut anheften und diese schädigen. Dann sollten die Pilze mithilfe von Anti-Pilz-Medikamenten (Antimykotika) behandelt werden.

Saccharomyces boulardii und Saccharomyces cerevisiae

Diese beiden Hefepilze sind eng miteinander verwandt und kommen unter anderem als Bierhefe in Brauereien zum Einsatz (Saccharomyces cerevisiae), werden als Bäckerhefe zur Herstellung von Hefeteig verwendet oder sind auch als Nahrungsergänzungsmittel (Saccharomyces boulardii) gegen Durchfallerkrankungen erhältlich.

Normalerweise sind diese Pilze harmlos und haben in der Regel keinen Krankheitswert. Meistens passieren sie den Darm nur, ohne sich dort anzusiedeln.

Wann können die Saccharomyces-Werte im Darm erhöht sein?

Werden sie in höherer Zahl nachgewiesen, können folgende Ursachen dafür verantwortlich sein:

- Eventuell haben Sie ein hefehaltiges Arznei- oder Nahrungsergänzungsmittel eingenommen. Die darin enthaltenen Hefen tauchen dann auch im Stuhl auf.
- Möglicherweise konnten sich die Hefepilze stärker ausbreiten, da die Darmflora gestört ist und das Wachstum der Pilze nicht mehr in Schranken gehalten werden kann.

Können Saccharomyces auch Krankheitswert haben?

- Saccharomyces cerevisiae können in hoher Zahl zu einem sogenannten Eigenbrauer-Syndrom führen (mehr dazu auf Seite 173). Wenn sich die Bierhefe sehr stark im Darm ausbreitet, dann macht der Hefepilze im Darm das Gleiche, was er auch im Braukessel tut: Er bildet aus Nahrungskohlenhydraten Alkohol. Da Alkohol leicht durch die Darmwand diffundiert, können durchaus beträchtliche Promillewerte entstehen. Nach kohlenhydrathaltigen Mahlzeiten fühlen sich die Betroffenen dann tatsächlich mehr oder weniger stark angetrunken. Wenn der Pilz nicht erkannt und behandelt wird, kann das auf Dauer sogar zu Leberschäden führen.
- Auch bei Morbus Crohn, einer chronisch entzündlichen Darmerkrankung, sollte man die Hefepilze im Auge behalten. Möglicherweise können sie die Symptome und die Krankheitsaktivität bei Morbus-Crohn-PatientInnen verschlimmern, so das Ergebnis einer Studie von Wissenschaftlern der University of Utah in Salt Lake City. Es kann sein, dass Saccharomyces cerevisiae und Rhodotorula aurantiaca die Darmwand bei Morbus-Crohn-PatientInnen durchlässiger machen und Entzündungen fördern.
- Bei gesunden Probanden, die viele Saccharomyces-cerevisiae-Antikörper im Blut aufwiesen, ließen sich auch deutlich erhöhte Harnsäurewerte feststellen. Harnsäure ist ein Auslöser für Gicht und verstärkt bei Morbus Crohn möglicherweise auch die Darmentzündung.

Wie bringe ich Saccharomyces wieder in einen gesunden Bereich?

- Saccharomyces gelangen auf vielfältige Weise in den Darm. Wenn die Anzahl erhöht ist, sollte man zunächst für drei bis vier Wochen auf hefehaltige Nahrungsmittel und Nahrungsergänzungsmittel verzichten und dann erneut eine Stuhlprobe auf diesen Hefepilz untersuchen lassen.
- Da Saccharomyces nicht nur bei abwehrgeschwächten Personen einen Krankheitswert haben können, sollten Sie mit einem Anti-Pilz-Medikament behandelt werden, wenn sie in großer Zahl nachgewiesen wurden und entsprechende Beschwerden bestehen. Lassen Sie sich dazu ärztlich beraten.

Schimmelpilze

Schimmelpilze gehören normalerweise nicht in den Darm, trotzdem kann vor allem eine Art, die in manchen Fällen für die Lebensmittelherstellung verwendet wird, manchmal im Stuhl nachgewiesen werden.

Geotrichum-Pilze (Milchschimmel)

Geotrichum-Pilze sind in der Regel harmlos; sie gehören zu den Schimmelpilzen, die sich von abgestorbenen Stoffen ernähren und fadenförmige Ausläufer bilden. In ihrem Aussehen erinnern sie an einen weißlichen Flaum. Die häufigste Geotrichum-Art, Geotrichum candidum, kommt in vielen Milchprodukten vor und wird daher auch als »weißer Milchschimmel« bezeichnet. Man findet sie auf vielen Pflanzen (Tomaten), Früchten, im Sauerkraut, in vielen Milchprodukten sowie im Erdboden.

Geotrichum-Pilze leben gern in einer sauren Umgebung und werden bei der Herstellung von Milchprodukten eingesetzt. Daher sind sie beispielsweise in und auf Camembert, Harzer Käse und anderen Käsesorten zu finden. Teilweise sorgen sie dort für das typische Aroma. Sie gelangen mit den genannten Lebensmitteln in den Darm und damit auch in den Stuhl. In der Regel passieren sie den Darm und werden dann wieder ausgeschieden. Lediglich bei stark abwehrgeschwächten Menschen können sie sich in seltenen Fällen im Darm festsetzen.

Wann können die Geotrichum-Werte im Darm erhöht sein?

> Wird Geotrichum im Stuhl vermehrt nachgewiesen, dann wurde er fast immer mit der Nahrung aufgenommen. Vermutlich haben Sie bestimmte Milchprodukte, Obst oder Gemüse gegessen. In der Regel muss man sich deshalb keine Sorgen machen. Nur bei einer sehr stark geschwächten Abwehr hat Geotrichum eine Chance, sich längerfristig im Darm anzusiedeln.

Mögliche Folgen einer vermehrten Zahl an Geotrichum-Pilzen im Darm

> Da der vermehrte Nachweis von Geotrichum im Stuhl meistens nur ein vorübergehendes Ereignis darstellt, hat dies auch in der Regel keine Folgen. Nur bei sehr stark

Immungeschwächten kann sich Geotrichum tatsächlich längerfristig im Darm halten und Darmprobleme verursachen. Das ist aber sehr selten.

- Wichtig ist es, die gesunde Darmflora zu stärken, um die Ausbreitung unerwünschter Pilze und Bakterien zu verhindern.

KAPITEL 5

Wenn das Mikrobiom krank macht

Die Gefahr kennen, um sie bannen zu können

Warum ist eine Mikrobiomanalyse so wichtig? Weil sie uns Informationen über individuelle Krankheitsrisiken gibt. Ist die gesunde Balance des Mikrobioms gestört und nehmen bestimmte Bakterienstämme überhand, während andere möglicherweise fehlen, dann kann das weitreichende Auswirkungen auf unsere Gesundheit haben.

Sicher ist es zunächst erschreckend, wenn man zum Beispiel erfährt, dass das Risiko für Diabetes oder Bluthochdruck aufgrund der Mikrobiomkonstellation erhöht ist. Doch Veränderungen des Mikrobioms bedeuten zum einen nicht zwangsläufig, dass diese Krankheit auch auftreten muss. Ähnlich ist es beispielsweise mit dem Rauchen oder dem Übergewicht: Sie stellen Risikofaktoren für Herz-Kreislauf-Erkrankungen dar, aber nicht jeder Raucher oder jeder Übergewichtige erkrankt auch zwangsläufig an Herzinfarkt oder Bluthochdruck. Zudem bietet die Kenntnis des Mikrobioms auch die Chance, etwas zu ändern und damit die Gefahr für bestimmte Beschwerden deutlich zu senken. Außerdem gibt es oft einen langen Vorlauf zwischen Veränderungen des Mikrobioms und der Entstehung von

Krankheiten. Diese Phase und das Wissen über den Zustand der Darmflora kann man nutzen, um präventiv etwas zu tun.

Was man machen kann, wenn ein Keim aus dem Ruder läuft, habe ich – soweit es bekannt ist – als Info bei den einzelnen Bakterienstämmen im vorigen Kapitel vermerkt. Im letzten Kapitel dieses Buchs finden Sie außerdem allgemeine Informationen, wie sich das Mikrobiom in eine gesunde Richtung steuern lässt.

In diesem Kapitel fasse ich für Sie den aktuellen Stand der Wissenschaft über die Zusammenhänge zwischen verschiedenen Krankheiten und dem Zustand des Mikrobioms zusammen.

Allergien

Allergien können ein ganzes Spektrum an Beschwerden auslösen: Asthma, Heuschnupfen, Bindehautentzündung oder Ekzeme sind nur einige. Seit den 1980er-Jahren lässt sich eine Zunahme allergischer Erkrankungen feststellen; in Mitteleuropa entwickelt inzwischen jeder Dritte im Lauf seines Lebens eine Allergie. Unser moderner, hygienischer Lebensstil und veränderte Ernährungsgewohnheiten scheinen auf die Erkrankungshäufigkeit Einfluss zu haben. Doch auch der Darm und die Darmflora spielen eine wichtige Rolle bei der Entstehung und Behandlung von Allergien und Neurodermitis.

Zwischen einer intakten Darmflora und unserem Immunsystem besteht normalerweise eine dynamische Beziehung, die für beide Seiten von Vorteil ist: Unser Mikrobiom steuert die Entwicklung des Abwehrsystems und dieses beeinflusst wiederum die Mischung der Darmkeime, indem günstige Keime gefördert und schädliche Bakterien bekämpft werden. Ein gesundes Mikrobiom ist wichtig für das Training unserer Abwehrkräfte und für die Entwicklung einer Immuntoleranz. Durch die Immuntoleranz lernt unser Immunsystem, ungefährliche Umweltstoffe wie Nahrungsmittel, Pollen oder Tierhaare zu tolerieren und nicht sofort eine starke Abwehrreaktion zu zeigen. Dadurch schützt eine gesunde Darmflora mit reichlich Laktobazillen und Bifidobakterien auch vor der Entwicklung von Allergien.

Das Darmbiom gibt Auskunft

Offensichtlich bestehen zwischen der Darmbesiedelung von Personen mit und ohne Allergien deutliche Unterschiede. Besonders auffällig ist das bei Kindern und Jugendlichen. In einer Studie wurden die Stuhlproben von 44 Kindern direkt nach der Geburt und dann in regelmäßigen Abständen alle paar Monate untersucht. Zu diesem Zeitpunkt war nicht klar, welche Kinder später einmal überempfindlich reagieren würden. Mit zwei Jahren litten insgesamt 18 Kinder unter Neurodermitis oder Allergien. Das Spannende: Bevor überhaupt irgendein Anzeichen einer Überempfindlichkeit feststellbar war, ließ sich bereits anhand der Stuhlprobe voraussagen, welche Kinder Allergien entwickeln würden. Den späteren »Allergiekindern« mangelte es schon in den ersten Lebensmonaten an günstigen und schützenden Bakterien wie Laktobazillen (Milchsäurebakterien), Bifidobakterien, Enterokokken, Keimen aus der Gruppe der Bacteroidetes, Faecalibacterium prausnitzii und Akkermansia muciniphila.

- In mehreren Studien ließ sich nachweisen, dass eine Besiedelung des Darms in früher Kindheit mit »gesunden« Keimen wie Milchsäurebakterien, Bifidobakterien oder Keimen aus der Gruppe der Lachnospira oder Veillonella einen schützenden Effekt haben kann.
- Außerdem fehlen Allergikern oft Faecalibacterium prausnitzii und Akkermansia muciniphila. Diese Bakterien lassen sich durch eine ballaststoffreiche Ernährung unterstützen.
- Begünstigt werden Allergien durch eine zu geringe Vielfalt (Diversität) des Mikrobioms und eine Zunahme von Bacteroides, Staphylokokken oder Proteobakterien wie Escherichia coli.
- Probiotika sind Mikroorganismen, die eine gesunde Darmflora und das darmassoziierte Immunsystem fördern und die man als Nahrungsergänzungsmittel einnehmen kann.
- Bestimmte probiotische Bakterien können das Immunsystem möglicherweise so beeinflussen, dass bisher bekämpfte Nahrungsmittel, Blütenstaub und Tierhaare toleriert werden. Bei Kindern, Jugendlichen und Erwachsenen mit Neurodermitis waren die Therapien mit verschiedenen Milchsäurestämmen oder Bifidobakterien erfolgreich.
- Bei Nahrungsmittelallergien oder Heuschnupfen können andere Bakterien hilfreich sein. In Studien wurden unter anderem mit Lactobacillus casei, Lactobacillus rhamnosus und Lactobacillus gasseri Erfolge erzielt.

Alterung, körperliche Schwäche, Gebrechlichkeit

Senioren werden gebrechlicher und die Wahrscheinlichkeit, ins Altersheim zu kommen, steigt, sobald die Darmflora altert und ihre Vielfalt verliert. Diese Verarmung der Darmflora erhöht unter anderem das Risiko für Zuckerkrankheit, Übergewicht, chronische Entzündungen, abnehmende geistige Leistungsfähigkeit und Erkrankungen des Nervensystems wie beispielsweise Parkinson und Alzheimer. Studien konnten zeigen, dass Heimbewohner regelmäßig eine schlechtere Darmflora und eine deutlich geringere Vielfalt des Mikrobioms aufweisen als Senioren, die in den eigenen vier Wänden leben. Irische Wissenschaftler vom University College Cork stellten ebenfalls Zusammenhänge mit der körperlichen und geistigen Fitness fest: Je geringer die Keim-Diversität, desto stärker ausgeprägt war die Gebrechlichkeit der Probanden. Insgesamt zeigten sich deutliche Zusammenhänge zwischen Ernährung, der Menge sozialer Kontakte, dem Zustand des Darmmikrobioms und dem Gesundheitsstatus.

Bestimmte Bakterien wie Veillonella, Faecalibacterium prausnitzii oder Eubacterium limosum scheinen wahre Jungbrunnen zu sein. Doch es gibt offensichtlich auch Bakterien in unserer Darmflora, die Alterungsvorgänge eher beschleunigen. Ein reichliches Vorkommen von Eubacterium dolichum und Eggerthella lenta gingen in Studien mit einem größeren Risiko für Altersschwäche und Gebrechlichkeit einher. Auch zu viele Bakterien, die Entzündungen fördern, lassen uns schneller altern. Ähnlich negativ wirkte sich ein Mangel an Faecalibacterium prausnitzii aus.

All diese spannenden Erkenntnisse aus der Mikrobiomforschung lassen den Schluss zu, dass es sinnvoll ist, sich rechtzeitig um eine gesunde Darmflora zu bemühen und diese möglichst langfristig in einem Topzustand zu halten.

> Um einen Rückgang der bakteriellen Vielfalt zu verhindern, ist es für Menschen im mittleren und höheren Alter besonders wichtig, auf eine gesunde Darmflora zu achten und diese mit allen derzeit zur Verfügung stehenden Möglichkeiten – Ernährung, Bewegung oder auch Nahrungsergänzungsmitteln – zu fördern.
>
> Wichtig sind auch hier wieder darmfreundliche und abwechslungsreiche Nahrungsmittel mit vielen präbiotischen Ballaststoffen und Polyphenolen (Pflanzenstoffe aus intensiv gefärbten Obst- und Gemüsesorten) sowie der Aufbau einer gesunden vielfältigen Darmflora. Eine Mikrobiomanalyse kann Hinweise geben, welche Bakterienstämme gezielt unterstützt werden sollten.

Arterienverkalkung und Herz-Kreislauf-Erkrankungen

Wohl jeder weiß inzwischen, dass ein Zuviel von rotem Fleisch und Wurst das Risiko für Herzerkrankungen und Arterienverkalkung erhöht. Doch beim Thema Arterienverkalkung geht es schon lange nicht mehr nur um die gesättigten Fettsäuren oder bestimmte Nahrungsmittel. Viel interessanter beziehungsweise gefährlicher für die Gefäße ist das, was die Darmflora zum Beispiel aus der im Fleisch, aber auch in Eiern oder Nahrungsergänzungsmitteln für Sportler enthaltenen Aminosäureverbindung L-Carnitin macht. Die Verbindung zum Fleisch trägt L-Carnitin schon im Namen: *carne* bedeutet im Italienischen, Lateinischen und Spanischen »Fleisch«.

Züchten wir die »falschen« Bakterien im Darm, dann produzieren sie aus Carnitin den Stoff Trimethylamin (TMA). In der Leber wird dieses Molekül dann in das ebenfalls bedenkliche Trimethylaminoxid (TMAO) umgewandelt. Inzwischen gibt es zahlreiche Studien mit Menschen und an Tieren, die die Gefahren hoher TMAO-Level für unsere Gefäße gut belegen. Am Spiegel dieses bakteriellen Stoffwechselprodukts lässt sich sogar das individuelle Risiko für Herz-Kreislauf-Erkrankungen ablesen: Personen mit einer hohen Trimethylaminoxid-Konzentration im Blut haben ein doppelt bis fünffach so hohes Risiko für Herzinfarkt und Schlaganfall.

Ernährungsgewohnheiten verändern die Darmflora

Wer viel und regelmäßig Fleisch isst, bewirkt dadurch, dass sich das Mikrobiom entsprechend anpasst und sich Bakterien vermehren, die auf die Verarbeitung von Fleisch spezialisiert sind. Dadurch steigt das Risiko, ein stark TMAO-produzierendes Mikrobiom zu entwickeln. Vegetarier haben ein deutlich geringeres Risiko, doch auch sie nehmen durch Milchprodukte und Eier entsprechende Mengen TMAO-Vorstufen zu sich.

Nur Bakterien, die über bestimmte genetische Voraussetzungen für die Umwandlung von L-Carnitin verfügen, können den

TMAO-Spiegel ansteigen lassen. Dazu zählen unter anderem die Keime Escherichia coli, Klebsiella, Citrobacter und Proteus. Diese werden auch als »Entzündungsbakterien« oder »Fäulniskeime« bezeichnet und sie vermehren sich besonders stark bei einer Ernährung mit viel tierischem Eiweiß.

L-Carnitin-Gehalt unterschiedlicher Nahrungsmittel (Angaben pro 100 Gramm)

Lammfleisch:	ca. 100 – 200 mg
Rindfleisch:	50 – 150 mg
Kalb:	ca. 70 – 100 mg
Getrocknete Steinpilze:	ca. 40 mg
Hummer:	ca. 30 mg
Schweinefleisch:	ca. 25 mg
Putenkeule:	ca. 15 mg
Seelachs:	ca. 15 mg
Hühnchenbrust:	ca. 8 mg
Milchprodukte:	ca. 2 – 10 mg
Thunfisch:	ca. 5 mg
Eier:	ca. 1 mg

Risiko für Arterienverkalkung testen

Sind die Werte der TMAO-produzierenden Bakterien Escherichia coli, Klebsiella, Citrobacter oder Proteus in der Mikrobiomanalyse erhöht, kann auch das Risiko für Gefäßschäden steigen.

Ob die Darmbakterien tatsächlich viel gefäßschädigendes Trimethylamin produzieren können, lässt sich testen. Dazu stehen zwei Untersuchungen zur Verfügung:

- Die TMAO-Konzentration kann im Blutserum oder im Urin bestimmen werden.
- Die TMA-bildenden Enzyme der Darmflora lassen sich in einer Stuhlprobe nachweisen.

Wie lässt sich die TMAO-Produktion regulieren?

In Studien sind Forscher auf verschiedene Substanzen gestoßen, die die Bildung schädlicher Metabolite durch die Darmflora reduzieren können. Einer davon ist der Knoblauchwirkstoff Allicin. In einer Studie stiegen die TMAO-Spiegel nach Carnitingabe um das 4- bis 22-Fache an. Erhielten die Versuchstiere aber Allicin, dann ließen sich nur minimale Veränderungen feststellen, die Gefäße der Mäuse waren vor den schädlichen Einflüssen geschützt.

Aber auch ein anderer Wirkstoff mit der komplizierten Bezeichnung Dimethyl-Butanol (DMB) bremst den Gefäßschädling aus. Enthalten ist DMB unter anderem in kalt gepresstem Oliven- und Traubenkernöl, Rotwein und Balsamicoessig. Erhielten Labormäuse vier Monate lang täglich größere Mengen Carnitin, dann schossen deren TMAO-Wert steil in die Höhe. Doch ein Teil der Mäuse bekam zusätzlich noch schützendes DMB ins Trinkwasser. Das erstaunliche Ergebnis: Trotz ungesunder Carnitinzufuhr stiegen die TMAO-Spiegel nur gering an und die Tiere entwickelten seltener verkalkte Gefäße. Ähnliches ließ sich übrigens auch bei Untersuchungen an Menschen beobachten.

Zudem sollte man versuchen, die Zahl der TMA-Bildner zu senken. Diese zählen zum größten Teil zu den sogenannten Fäulniskeimen, die, wie Sie schon wissen, hauptsächlich Eiweiß verwerten und sich ausbreiten, wenn Sie zu wenig Ballaststoffe zu sich nehmen und dadurch die gesunden Bakterien fehlen.

> Bakterienstämme wie Bacteroidetes und Tenericutes sowie Akkermansia muciniphila und Anaerotruncus colihominis haben einen risikoreduzierenden Einfluss und schützen unsere Gefäße vor Schäden.
> Wenn viele TMAO-bildende Bakterien im Dram gefunden wurden, dann sollten Sie weniger carnitinhaltige Lebensmittel wie Fleisch und Eier essen, keine L-Carnitin-haltigen Nahrungsergänzungsmittel einnehmen, öfter Knoblauch, Olivenöl, Traubenkernöl und Balsamicoessig und gelegentlich Rotwein auf den Speiseplan nehmen und außerdem reichlich präbiotische Ballaststoffe zuführen, um die schützende Darmflora zu stärken.

Autismus

Autismus kann in unterschiedlicher Ausprägung auftreten, weshalb man heute von »Autismus-Spektrum-Störung« spricht. Die genauen Ursachen, die zu Autismus führen, liegen noch weitgehend im Dunkeln. Jedoch fällt Eltern autistischer

Kinder immer wieder auf, dass ihre Sprösslinge viel häufiger als gesunde Kinder unter Magen-Darm-Problemen wie chronischer Verstopfung oder Durchfall und Bauchschmerzen leiden. Inzwischen gilt es als wahrscheinlich, dass eine Störung der Darmflora zu einer Störung der Gehirnentwicklung führen kann. Wissenschaftler fanden bei autistischen Personen ein auffälliges Bakterienprofil in der Mikrobiomanalyse. Zudem ließ sich in einer Studie mit gesunden und betroffenen Kindern ein deutlicher Zusammenhang zwischen der Erkrankung und einer erhöhten Durchlässigkeit der Darmbarriere (Leaky-Gut-Syndrom) sowie hohen Zonulinwerten nachweisen. Zonulin ist ein wichtiger Marker für die Durchlässigkeit der Darmschleimhaut.

Die Stabilität der Darmbarriere wird maßgeblich durch die Darmbakterien bestimmt. Fehlen butyratproduzierende Bakterien wie Faecalibacterium prausnitzii, kann sich die Darmschleimhaut nur unzureichend regenerieren. Dadurch wird die Durchlässigkeit der Darmschleimhaut begünstigt. In weiteren Studien wurde bei Kindern mit Autismus ein Mangel an Akkermansia muciniphila festgestellt, einem Bakterium, das ebenfalls für die Regeneration der Darmschleimhaut von Bedeutung ist. Auch Bifidobakterien und Prevotella fehlen oft im Darm von Personen mit Autismus.

Doch auch ein Zuviel bestimmter Mikroorganismen kann schaden. Ein Überwiegen der Proteobakterien und insbesondere eine höhere Dichte der Gattung Sutterella wird häufig bei autistischen Personen beobachtet. Ebenso kommen Clostridien im Darm von autistischen Kindern in ungewöhnlich hoher Zahl vor. Kanadischen Forschern gelang es nachzuweisen, dass von diesen Keimen produzierte Substanzen bei Tieren autistisches Verhalten auslösen können. Und das Bakterium Ruminococcus torques, das ebenfalls zu den Clostridien zählt, wurde in Proben von Kranken sogar in zehnfach höherer Keimzahl gefunden als in den Proben von Gesunden.

> In einer Studie mit autistischen Kindern wurde nach einer mehrwöchigen Antibiotikabehandlung ein Stuhltransfer mit dem Mikrobiom gesunder Personen durchgeführt. Dadurch nahmen die Magen-Darm-Beschwerden bei fast allen Kindern ab und auch das Verhalten, vor allem die sozialen Interaktionen, veränderte sich positiv.

> Eine Stuhltransplantation ist leider eine aufwendige Angelegenheit. Möglicherweise kann aber auch mithilfe probiotischer Bakterien und präbiotischer Ballaststoffe eine Verbesserung des Mikrobioms erzielt werden. In Tierversuchen konnte zum Beispiel Lactobacillus reuteri die Autismussymptome lindern.

> Wichtig ist auch, die Darmbarriere zu sichern und ein Leaky-Gut-Syndrom zu verhindern oder zu behandeln (siehe ab Seite 196).

Auto-Brewery Syndrome

Unter dem Auto-Brewery-Syndrom (Eigenbrauer-Syndrom) versteht man die alkoholische Leberverfettung durch eigenständige Alkoholproduktion im Darm. Obwohl eine alkoholbedingte Fettleber meist mit einem regelmäßigen Genuss alkoholischer Getränke in Verbindung steht, gibt es vereinzelt Fälle, in denen die Darmflora zu einer Art Braukessel wird und aus Kohlenhydraten Alkohol vergären kann. Häufig ist eine starke Vermehrung von Hefepilzen im Darm wie Candida-Arten oder Saccharomyces cerevisiae schuld. Nicht selten ist eine Antibiotikatherapie vorausgegangen, die die Ausbreitung der Hefepilze gefördert hat. Die Betroffenen weisen auch ohne Alkoholgenuss ständig einen erhöhten Blutalkoholspiegel auf und können »betrunken« wirken. Der Alkohol schädigt auf Dauer die Leber, die ihn immer wieder abbauen muss. Ein Nachweis der Hefepilze im Stuhl oder der Stoffwechselprodukte der Hefepilze im Urin kann helfen, die Diagnose zu sichern. Typisch ist das Auftreten der Symptome nach einer kohlenhydrathaltigen Mahlzeit. Je mehr Kohlenhydrate gegessen werden, desto höher steigt der Alkoholpegel im Blut.

> Lässt sich der Hefepilz Saccharomyces cerevisiae (Saccharomyces boulardii) in großer Zahl in der Mikrobiomanalyse nachweisen und bestehen entsprechende Symptome, dann lässt sich diese Erkrankung gut mit einem Antimykotikum, also einem Anti-Pilz-Medikament, behandeln. Bitte lassen Sie sich hierzu ärztlich beraten.

> Parallel dazu sollten Kohlenhydrate für einige Zeit gemieden beziehungsweise deutlich reduziert werden.

Bluthochdruck

Eine Studie des Robert Koch-Instituts zeigt, dass in Deutschland jede dritte Person unter Bluthochdruck (Hypertonie) leidet. Würde man rechtzeitig den Blutdruck auf normale Werte senken, wäre die Hälfte der Herzinfarkte und Schlaganfälle vermeidbar. Interessant in diesem Zusammenhang sind aktuelle Untersuchungen, die sich mit der Rolle der Darmflora bei Entstehung und Behandlung der Hyptertonie beschäftigen.

Manche Menschen reagieren auf zu viel Salz im Essen mit einem Blutdruckanstieg, wodurch sich das Risiko für Herz-Kreislauf-Erkrankungen erhöht. Ist zu viel Kochsalz (Natriumchlorid) im Blutkreislauf, hält der Körper mehr Flüssigkeit zurück und verdünnt dadurch das Natrium. Doch nun müssen Herz und Blutgefäße kraftvoller pumpen, um das zusätzliche Wasservolumen durch den Organismus zu bewegen. Der Blutdruck steigt an und die Nieren arbeiten verstärkt, um Salz auszuscheiden. Doch das scheint nur zum Teil zu erklären, warum ein hoher Salzkonsum zu Bluthochdruck, Herzinfarkt und Schlaganfall führen kann. Möglicherweise gibt es eine wichtige Verbindung zwischen Salzverzehr und Mikrobiom.

Milchsäurebakterien bremsen Bluthochdruck

Berliner WissenschaftlerInnen fanden heraus, dass zu viel Salz sowohl bei Mäusen als auch bei Menschen die Population nützlicher Darmbakterien dezimiert. Milchsäurebakterien sind nämlich in der Lage, bestimmte Abwehrzellen (Th17-Lymphozyten), die bei erhöhtem Blutdruck ebenfalls eine Rolle spielen, zu bremsen. Die WissenschaftlerInnen haben nun festgestellt, dass bei salzreicher Kost die Zahl der blutdrucksenkenden Milchsäurebakterien deutlich zurückgeht. Fehlte den Mäusen Lactobacillus murinus im Darm, dann kletterten ihre Blutdruckwerte nach oben und erhöhten das Risiko für Gefäßverkalkung. Verabreichten die Wissenschaftler im Tierversuch die Mikroorganismen, dann konnte dadurch Bluthochdruck verhindert werden.

Das Gleiche ließ sich auch bei den menschlichen StudienteilnehmerInnen feststellen. Ihr Blutdruck stieg messbar an, wenn sie täglich 6 Gramm Kochsalz über die Ernährung aufnahmen. Auch im menschlichen Darm gingen dann verschiedene Lactobacillus-Stämme deutlich zurück und die Zahl der entzündungsfördernden Th17-Zellen nahm zu. Erhielten die ProbandInnen jedoch vor Beginn der salzreichen Diät eine Woche lang ein handelsübliches Probiotikum, blieb ihr Laktobazillusspiegel im Darm auf einem gesunden Niveau und ihr Blutdruck normal. Somit scheint Kochsalz nicht nur über eine Veränderung der Flüssigkeitsausscheidung über die Niere, sondern auch indirekt über einen Einfluss auf unser Mikrobiom den Blutdruck zu erhöhen.

> Personen, die unter Bluthochdruck leiden, scheinen auch zu wenige Bifidobakterien und Keime der Gruppe Bacteroides im Darm zu haben. Dafür fanden sich bei ihnen zu viele Bakterien der Art Eubacterium rectale. Menschen mit Bluthochdruck ernähren sich häufig fett- und proteinreicher und nehmen zu wenige Ballaststoffe zu sich. Dadurch wird die Vermehrung schädlicher Darmbakterien begünstigt. Das gilt auch für den Keim Eubacterium rectale. Stoffwechselprodukte von Eubacterium rectale bewirken eine Gefäßverengung und lassen dadurch die Blutdruckwerte nach oben schießen.

Offensichtlich können ganz unterschiedliche Darmbakterien einen günstigen Einfluss auf Bluthochdruck haben. Vor allem Milchsäurebakterien und Bifidobakterien scheinen in der Lage zu sein, den Blutdruck niedrig zu halten. Sie produzieren unter anderem kurzkettige Fettsäuren, beruhigende Nervenbotenstoffe (GABA) oder Proteine, die die Gefäße erweitern und dadurch den Blutdruck senken (ACE hemmende Proteine). Allein oder in Kombination war eine Blutdrucksenkung zwischen 6,0 mmHg (Millimeter Quecksilbersäule; diastolischer Blutdruckwert) und 17 mmHg (systolischer Blutdruckwert) möglich. Um das zu erreichen, nahmen StudienteilnehmerInnen zwischen vier und 21 Wochen entweder probiotische Nahrungsergänzungsmittel ein oder verzehrten fermentierte, probiotische Nahrungsmittel (Käse, Joghurt), denen die entsprechenden Bakterien zugesetzt waren.

> - In Studien ließen sich diese Effekte unter anderem mithilfe der Milchsäurebakterien Lactobacillus helveticus, Lactobacillus casei, Lactobacillus bulgaricus, Lactobacillus rhamnosus, Lactobacillus plantarum und Lactococcus lactis sowie für den Keim Streptococcus thermophilus und den Hefepilz Saccharomyces cerevisiae erzielen. Wenn Sie Ihren Blutdruck mithilfe von Probiotika senken möchten, sollten Sie am besten ein Produkt wählen, das mehrere dieser Mikroorganismen enthält (siehe Tabelle ab Seite 235).
> - Zusätzlich sollten Sie auf eine ballaststoffreichere und fett-, eiweiß- und kochsalzärmere Ernährung achten, um das Mikrobiom in Richtung Blutdrucksenkung zu programmieren und langfristig das Risiko für Herzinfarkt und Schlaganfall zu senken.

Cholesterinspiegel, erhöhter

Ein hoher Cholesterinspiegel stellt bekanntermaßen einen Risikofaktor für Arterienverkalkung dar. Wenn eine Ernährungsumstellung nicht ausreicht, werden normalerweise cholesterinsenkende Medikamente eingesetzt. Doch Cholesterinsenker (Statine) können ihre volle Wirksamkeit nur im Zusammenhang mit einer gesunden Darmflora entfalten. Die Statine blockieren ein Enzym mit dem umständlichen Namen »HMG-CoA-Reduktase«, wodurch die körpereigene Cholesterinbildung in der Leber gebremst wird. Es entsteht ein Cholesterinmangel, den die

Zellen beheben, indem sie sich stärker am Cholesterin bedienen, das im Blut zirkuliert. Die gewünschte Folge: Das schädliche Fett wird aus dem Blut »gefischt«, der Cholesterinwert sinkt und häufig steigt der schützende HDL-Wert sogar etwas an. Leider sind Statine nicht nebenwirkungsfrei: Viele PatientInnen klagen über Muskelschmerzen, die den Alltag beeinträchtigen, und nicht alle können ihre erhöhten Blutfettwerte durch das Medikament in einen sicheren Bereich bringen.

Darmflora macht Cholesterinsenker erst wirksam

Und jetzt kommt die Darmflora ins Spiel. Nimmt man Statine ein, so sind diese zunächst wenig wirksam, denn sie stellen nur eine Vorstufe des eigentlichen cholesterinsenkenden Metaboliten dar. Statine müssen erst in wirksame Moleküle umgewandelt werden, und dabei spielt das Mikrobiom eine Schlüsselrolle. Wie gut und schnell diese Umwandlung stattfindet, hängt vom Zustand unserer Darmflora ab. Das lässt sich am Ansprechen der PatientInnen auf eine Statintherapie zeigen. Chinesische Forschende verabreichten 64 Personen mit deutlich erhöhten Blutfettwerten cholesterinsenkende Statine. Je nach Ansprechen teilte man die PatientInnen dann in zwei Gruppen. In Gruppe 1 wurden die ProbandInnen eingeordnet, die sehr schnell und sehr gut auf die Therapie ansprachen und schon nach vier Wochen normale Werte erreichten. In Gruppe 2 kamen die TeilnehmerInnen, deren Cholesterinwerte trotz Therapie auch nach acht Wochen noch erhöht waren. Nun warfen die WissenschaftlerInnen einen näheren Blick auf das Mikrobiom und konnten einen Zusammenhang zwischen der Wirksamkeit von Statinen und der mikrobiellen Vielfalt im Darm der PatientInnen nachweisen: Eine abwechslungsreiche und gesunde Darmflora trug dazu bei, dass die Cholesterinspiegel rasch in den sicheren Bereich sanken. Auch mehr Milchsäurebakterien (Laktobazillen), Keime aus der Gruppe der Firmicutes und verschiedene butyratproduzierende Bakterien (Ruminococcus, Lachnospira und andere) sorgten für eine bessere Wirksamkeit.

Wirksamkeitseinbuße durch Antibiotika?

Wenn man diese Zusammenhänge betrachtet, ist auch klar, was passiert, wenn die Darmflora zum Beispiel durch Antibiotikaeinnahme in Mitleidenschaft gezogen wird. Das ließ sich in Tierversuchen feststellen. Labormäuse oder -ratten erhielten zunächst eine cholesterinreiche Ernährung und anschließend cholesterinsenkende Medikamente. Bei einem Teil der Nager wurde die Darmflora mittels Antibiotika abgetötet. Diese Gruppe profitierte deutlich weniger von den cholesterinsenkenden Arzneimitteln. Auch bei Menschen lassen sich diese Zusammenhänge beobachten. Erhalten Menschen Antibiotika, verändert sich dadurch auch die Zusammensetzung des Mikrobioms. Die Keimzahl geht zurück und die Vielfalt vorübergehend verloren.

In Studien konnte nun nachgewiesen werden, dass auch bei diesen Personen – je nach Art des Antibiotikums und Dauer der Einnahme – der Spiegel wirksamer Statinmetaboliten für einige Zeit sinkt, und zwar um sage und schreibe 35 bis 60 Prozent. Eine längere Antibiotikatherapie macht Statine offensichtlich unwirksam mit möglicherweise fatalen Folgen: In dieser Zeit kann der Cholesterinspiegel wieder unbemerkt ansteigen und zu Gefäßschäden und Herzinfarkt führen – trotz regelmäßiger Medikamenteneinnahme.

Probiotische Bakterien putzen Cholesterin weg

Unsere Darmbakterien sind in der Lage, unsere Blutfettwerte niedrig und die Gefäße elastisch zu halten. In mehreren Studien ließen sich Gesamtcholesterin und LDL-Cholesterin, teilweise auch andere Fettwerte wie Triglyceride, allein durch die Gabe bestimmter probiotischer Bifido- und Milchsäurebakterien senken, während der schützende HDL-Cholesterinspiegel unter der Therapie häufig anstieg. In der Placebogruppe, die nur ein wirkungsloses Scheinmedikament erhielt, blieben diese positiven Effekte aus.

Spanische Wissenschaftler verabreichten 60 Erwachsenen mit unterschiedlich hohen Cholesterinspiegeln entweder Probiotika oder ein wirkungsloses Placebo. Nach zwölf Wochen waren die Cholesterinspiegel und der Anteil des besonders schädlichen oxidierten Cholesterins bei den StudienteilnehmerInnen, die täglich mit dem Milchsäurebakterium Lactobacillus plantarum versorgt wurden, deutlich gesunken. Und anders als die meisten Medikamente gegen hohe Blutfettwerte »dachten« die Bakterien offensichtlich mit: Je höher der Cholesterinspiegel zu Beginn der Studie war, desto stärker waren die Effekte auf die Blutfettwerte. Das bedeutet: Je notwendiger die Cholesterinsenkung aufgrund der Werte, desto mehr leisten die probiotischen Keime.

Probiotische Bakterien können wahrscheinlich über verschiedene Mechanismen den Cholesterinspiegel beeinflussen: Sie können …

- die Rückresorption von Gallensäure und Cholesterin aus dem Darm senken,
- die Cholesterinbildung in der Leber verringern, indem sie in den Leberzellen die Aktivität cholesterinbildender Enzyme reduzieren,
- Nahrungscholesterin binden.

- Mit bestimmten probiotischen Bakterien (Bifidobacterium lactis, Lactobacillus plantarum, Lactobacillus acidophilus) ließen sich in Studien nachweislich günstige Effekte auf die Blutfettwerte erzielen. Auch Bifidobacterium breve, Bifidobacterium longum, Lactobacillus rhamnosus, Lactococcus lactis und Lactobacillus reuteri wurden mit Erfolg angewendet.
- Probiotische Präparate lassen sich in der Regel sehr gut mit cholesterinsenkenden Medikamenten wie Statinen kombinieren und verstärken deren Effekte sogar noch.

Chronisches Erschöpfungssyndrom

Das chronische Erschöpfungssyndrom (Chronic Fatigue Syndrome, kurz CFS) ist gekennzeichnet durch einen lang anhaltenden, ausgeprägten Erschöpfungszustand, der mit einer lähmenden geistigen und körperlichen Müdigkeit einhergeht. Oft kommen weitere Symptome wie Konzentrationsstörungen, Schmerzen oder Magen-Darm-Beschwerden hinzu. Die Ursachen liegen weitgehend im Dunkeln; Wissenschaftler konnten Verbindungen zu vorausgegangenen Virusinfekten oder starken Stressbelastungen herstellen. Seit Kurzem rückt aber auch die bakterielle Zusammensetzung der Darmflora und deren Stoffwechselmetaboliten wie die kurzkettigen Fettsäuren verstärkt in den Fokus.

Offensichtlich leiden CFS-Betroffene viel häufiger unter Reizdarmbeschwerden als Gesunde – so das Ergebnis einer Studie. Zudem zeigten sich deutliche Unterschiede in der Zusammensetzung des Mikrobioms: In Stuhlproben kranker Personen fanden die Wissenschaftler einen Mangel an Bakterien wie Faecalibacterium prausnitzii, Eubacterium-Arten oder Odoribacter. Dafür ließen sich zu viele Clostridien, vor allem Ruminococcus torques, nachweisen. Interessant ist auch, dass es offensichtlich direkte Zusammenhänge zwischen der Schwere der Symptome und dem Vorkommen beziehungsweise der Anzahl bestimmter Bakterienarten gibt. Hatten die Betroffenen wenige Bakterien der Gattung Alistipes im Darm, dann besaßen die meisten eine höhere Vitalität, Fitness und Motivation. War hingegen Faecalibacterium prausnitzii verringert, wiesen die Erkrankten deutlich stärkere Symptome auf.

> Beim CFS findet man in der Mikrobiomanalyse zu viele Clostridien, vor allem Ruminococcus torques, gleichzeitig besteht ein Mangel an Faecalibacterium prausnitzii, Eubacterium-Arten oder Odoribacter-Arten. Diese Bakterien lassen sich weder gezielt reduzieren

noch mithilfe von Nahrungsergänzungsmitteln direkt zuführen.

- Studien weisen darauf hin, dass eine eiweiß- und fettreiche Ernährung Clostridien »füttert«. Wird die Menge (tierischen) Eiweißes in der Nahrung reduziert, dann entziehen wir den Bakterien eine wichtige Lebensgrundlage.
- Clostridien lassen sich in ihrem Wachstum einschränken, wenn viele pflanzliche Proteine (Hülsenfrüchte wie Bohnen, Erbsen, Linsen) auf dem Teller landen. Auch sekundäre Pflanzenstoffe aus grünem Tee, Äpfeln, Kakao, dunkler Schokolade, Rotwein und Knoblauch behindern die ungehemmte Ausbreitung der Clostridien.
- Faecalibacterium prausnitzii oder Eubacterium-Arten entwickeln sich gut, wenn der Ballaststoffanteil erhöht wird. Wichtig ist resistente Stärke.

Colitis ulcerosa

Bei Colitis ulcerosa handelt es sich um eine chronische Entzündung des Dickdarms. Die Betroffenen leiden unter starken Beschwerden und blutigen Stühlen. Die Erkrankung verläuft in Schüben, Phasen mit erhöhter Krankheitsaktivität wechseln sich mit Zeiten scheinbarer Ruhe ab. Mit täglich bis zu zehn und mehr Toilettengängen ist im akuten Schub ein normales Alltagsleben kaum möglich. Die genauen Ursachen der Colitis ulcerosa sind nicht bekannt. Wahrscheinlich müssen mehrere Faktoren zusammenkommen, damit die Krankheit ausbricht. Dazu zählen Umwelteinflüsse, bestimmte Erbanlagen und die Ernährung. Unstrittig ist aber inzwischen, dass auch die Darmflora einen entscheidenden Einfluss auf das Krankheitsgeschehen hat und möglicherweise einen wichtigen Auslöser der Erkrankung darstellt.

Mikrobiom bei Colitis ulcerosa verändert

Bei an Colitis ulcerosa Erkrankten hat die Darmflora ihre wichtige Artenvielfalt (Diversität) verloren. Vor allem mangelt es an bestimmten schleimhautschützenden Mikroorganismen. Andere Keime, die Entzündungen fördern, treten hingegen vermehrt auf. Auffallend ist ein deutlicher Mangel an butyratbildenden Mikroorganismen. Sowohl für die Darmflora selbst als auch für uns Wirte ist Buttersäure (Butyrat) eine wichtige Energiequelle. Der größte Anteil des Butyrats kommt dabei unseren Darmzellen zugute. Mehr als 70 Prozent der Energie, die die Epithelzellen des Dickdarms und die Darmschleimhaut benötigen, gewinnen sie normalerweise aus diesen kurzkettigen Fettsäuren. Eine gute Versorgung mit Butyrat schützt den Darm vor Entzündungen und auch vor Darmkrebs und stärkt die Darmbarriere. Die Tatsache, dass Menschen mit Colitis ulcerosa gleichzeitig auch ein deutlich erhöhtes Darmkrebsrisiko haben, belegt eine enge Verbindung zwischen Darmentzündungen, Butyratmangel und Darmkrebsentstehung.

Nützliche und schädliche Keime

Zu den wichtigsten butyratbildenden Bakterienstämmen zählen Faecalibacterium prausnitzii, Akkermansia muciniphila und Ruminococcus. Diese sind bei Colitis ulcerosa regelmäßig verringert. Doch sie werden dringend benötigt, denn deren Stoffwechselprodukte können Darmentzündungen verhindern oder zumindest lindern. Ein weiterer Rückgang der schützenden Keime kann sogar einen neuen Schub ankündigen.

Ruminokokken sind besonders wichtig im Kampf gegen Colitis ulcerosa, da sie zusätzlich zur Butyratbildung in der Lage sind, primäre in sekundäre Gallensäure umzuwandeln. In Studien konnte man feststellen, dass bei chronisch entzündlichen Darmerkrankungen im Dickdarm eine Unterversorgung mit diesen sekundären Gallensäuren besteht. Ein Mangel erhöht jedoch ebenfalls das Risiko für chronische Darmentzündungen.

Parallel dazu steigt die Zahl der Mikroorganismen, die Entzündungen fördern, bei Colitis ulcerosa deutlich an. Vor allem Escherichia coli, Proteobakterien und Fusobakterien nehmen zu. Vorsicht ist auch geboten, wenn die Zahl spezieller »Schwefelbakterien« mit seltsamen Namen wie Desulfobacter oder Desulfovibrio steigt. Sie verstoffwechseln Schwefel (Sulfat), den wir oft als Konservierungsmittel mit der Nahrung aufnehmen, und wandeln diesen in Zellgifte um. Und diese schwefelabbauenden Mikroorganismen blockieren auch noch die Verwendung von Butyrat als Energiequelle für die Darmschleimhaut und verschlechtern damit die Situation bei Colitis ulcerosa zusätzlich.

Wie kann ich meine Darmflora bei Colitis ulcerosa optimieren?

> Die fehlenden Bakterien kann man nur indirekt durch ausreichend präbiotische Ballaststoffe fördern. Um größere Mengen Butyrat zu bilden und um die Vermehrung butyratbildender Bakterien zu unterstützen, benötigt der Organismus vor allem resistente Stärke.

> Drängen Sie die unerwünschten Entzündungskeime durch ein hoch dosiertes Synbiotikum mit Milchsäurebakterien (Laktobazillen), Bifidobakterien, Lactokokken und Streptokokken (zum Beispiel Streptococcus thermophilus) zurück.

> Versuchen Sie, möglichst wenig Sulfat zu sich zu nehmen. Dann geht die Zahl der sulfatabbauenden (schwefelliebenden) Bakterien zurück und es steht mehr Butyrat zur Verfügung. Sulfat verbirgt sich in Lebensmitteln hinter der E-Nummer E 541. Auch Mineralwasser kann sulfatreich sein.

> Eine eiweißreiche Ernährung, vor allem der regelmäßige Verzehr von Rindfleisch, erhöht die Zufuhr von Schwefelverbindungen und fördert das Wachstum sulfatreduzierender Bakterien.

> Wenn die Butyratspiegel im Darm sehr niedrig sind, kann möglicherweise die vorübergehende Zufuhr von Butyrat als Nahrungsergänzungsmittel hilfreich sein. Bitte sprechen Sie das mit Ihrem behandelnden Therapeuten beziehungsweise Ihrer Therapeutin ab.

Darmkrebs

Darmkrebs ist in Deutschland bei Männern und Frauen die zweithäufigste Krebserkrankung. Neben einer fleischreichen, ballaststoffarmen Ernährung scheint nach neuesten Erkenntnissen auch eine gestörte Darmflora ein Risikofaktor zu sein. In mehreren aktuellen Studien wurde festgestellt, dass die Zusammensetzung des Darmmikrobioms Tumorentstehung, -wachstum und -ausbreitung beeinflussen kann. Man fand deutliche Abweichungen zwischen dem Mikrobiom von DarmkrebspatientInnen und der gesunden Kontrollgruppe. Providencia-Keime, Firmicutes und vor allem sogenannte Fusobakterien, speziell das Fusobacterium nucleatum, begünstigen in hoher Zahl die Entstehung von Darmkrebs.

Fusobacterium nucleatum hat bis vor einigen Jahren nur ZahnmedizinerInnen interessiert, denn der Lebensraum dieses Keims ist eigentlich der Mund. Dort ist er für die Entstehung von Parodontose und Parodontitis, also von Zahnfleischschwund und Entzündungen des Zahnhalteapparates, verantwortlich. In diesem Fall können größere Mengen des Keims verschluckt werden, in den Dickdarm gelangen und sich dort ansiedeln. In einer Studie ließ sich Fusobacterium nucleatum im Tumorgewebe fast 80-mal häufiger nachweisen als in gesunden Darmzellen. Das Bakterium steht im Verdacht, den programmierten Zelltod (Apoptose) durch die klassischen Chemotherapien zu verhindern, Rezeptoren für Immunzellen zu blockieren und dadurch die Behandlungserfolge zu schmälern. Zudem haben an Darmkrebs Leidende häufig zu wenige butyratproduzierende Bakterien im Darm. Aggressiven Krebszellen fehlen oft die »Schalter«, über die der Zelltod ausgelöst und das Wachstum begrenzt werden kann. Buttersäure kann helfen, veränderte Darmzellen in die Selbstzerstörung zu treiben. Schützend scheinen sich verschiedene Bacteroides-Arten wie Bacteroides uniformis und Faecalibacterium prausnitzii auszuwirken.

- Wurde bei Ihnen eine zu hohe Zahl von Fusobacterium nucleatum nachgewiesen, dann sollten Sie die Mundpflege verbessern und auch einen zahnärztlichen Termin vereinbaren (siehe Infos zu Fusobacterium nucleatum).
- Wichtig für die Darmkrebsprävention ist eine Ernährung, die ballaststoffreich ist und einen hohen Anteil an Vollkorngetreide und Gemüse enthält.
- Tierisches Eiweiß und tierische Fette sollten nur in Maßen auf den Tisch kommen. Verarbeitete Fleischprodukte wie Wurst sollte man am besten völlig meiden.
- Wenn Sie über 40 sind und mehrere Bakterien für ein erhöhtes Darmkrebsrisiko sprechen, sollten Sie überlegen, eine Darmspiegelung machen zu lassen, um mögliche Darmkrebsvorstufen rechtzeitig zu erkennen.

Depressionen

Depressionen stellen ein komplexes Krankheitsbild dar, das durch genetische Faktoren und Umwelteinflüsse begünstigt werden kann. In den letzten Jahren wurde in vielen Studien auch der Zusammenhang mit Veränderungen des Mikrobioms untersucht. Darm und Gehirn stehen über mehrere Kanäle in enger Verbindung. Bestimmte Darmbakterien sind in der Lage, Nervenbotenstoffe oder deren Vorstufen zu bilden oder deren Produktion zu hemmen. Auf dem Blutweg gelangen diese Stoffwechselprodukte bis zum Gehirn und beeinflussen dort zum Beispiel die Bildung von »Glückshormonen« wie Serotonin oder Dopamin und von beruhigenden Botenstoffen wie Melatonin oder Gamma-Aminobuttersäure (GABA). So kann die Darmflora Einfluss auf unsere Psyche nehmen und Depressionen, Stressbelastungen oder Ängste entweder lindern oder verstärken.

Inzwischen steht fest: Im Darm von Menschen, die unter Depressionen leiden, sieht es anders aus als bei Gesunden. Setzte man die Ergebnisse einer Mikrobiomanalyse in Bezug zum Wohlbefinden der Testpersonen, dann steht das Vorkommen bestimmter Bakterien regelmäßig mit Indikatoren für eine höhere Lebensqualität in Verbindung. Vor allem Menschen, die eine artenreiche Darmflora und viele butyratproduzierende Bakterien wie Faecalibacterium prausnitzii-, Dialister- und Coprococcus-Keime in der Stuhlprobe hatten, waren zufriedener und fühlten sich wohler.

Chronische Entzündungen und Serotoninmangel

Interessant in diesem Zusammenhang ist, dass Forscher im Blut depressiver Menschen häufig erhöhte Konzentrationen von Entzündungsbotenstoffen nachweisen können. In vielen Studien wurde inzwischen gezeigt, dass Depressionen mit einer chronischen, unterschwelligen Entzündung in Verbindung stehen. Faecalibacterium prausnitzii ist bekannt für seine starke entzündungshemmende Wirkung. Deshalb vermutet man, dass Faecalibacterium prausnitzii einen gewissen Schutzeffekt auf die Entwicklung einer Depression besitzt, der Mangel dieses Keims bei Depressiven hingegen über eine Verstärkung von Entzündungsprozessen eine Depression fördern kann.

Andere Bakterien drücken hingegen eher die Stimmung. Fusobakterien und Flavonifractor plautii ließen sich bei depressiven PatientInnen häufiger und in höherer Konzentration nachweisen. Im Vergleich zur gesunden Kontrollgruppe hatten Depressive zudem mehr Alistipes und Proteobakterien in der Stuhlprobe. Tryptophan ist ein Eiweißbaustein (Aminosäure), der im Darm gebildet wird und die Vorstufe des Glückshormons Serotonin darstellt. Das Bakterium Alistipes kann die Verfügbarkeit von Tryptophan negativ beeinflussen und so zu einem Mangel an Serotonin führen. Menschen, die unter Depressionen leiden, produzieren oft nicht nur zu wenig vom Glückshormon Serotonin, sondern sie haben oft auch weniger Tryptophan im Blut als Gesunde.

GABA (Gamma-Aminobuttersäure) ist ein beruhigender Nervenstoff, er verlangsamt die Reizübertragung zwischen den Muskeln, wirkt beruhigend auf unsere Psyche und kann helfen, Stress abzubauen und Depressionen zu lindern. Es wird deshalb vermutet, dass Bakterien, die an der Produktion oder dem Stoffwechsel von Valeriansäure beteiligt sind (zum Beispiel Oscillibacter), im Zusammenhang mit Depressionen stehen könnten.

Bestimmte Nerven-Wachstumsfaktoren, die notwendig sind, um die grauen Zellen gesund zu erhalten, werden bei Depressiven weniger produziert. Dadurch können sich die Nervenzellen im Gehirn nicht weiterentwickeln. In einer aktuellen Studie ließ sich allein durch die Gabe des Milchsäurebakteriums Lactobacillus plantarum die Menge an »Nervenzell-Wachstumsfaktoren« erhöhen und die Produktion des Glückshormons Serotonin im Darm und im Gehirn anregen.

> Bei Depressionen besteht oft ein Mangel an Faecalibacterium-, Dialister- und Coprococcus-Keimen. Diese Bakterien entwickeln sich gut bei einer ballaststoffreichen Ernährung.
> Andererseits besteht oft ein Überschuss an entzündungsfördernden LPS-Keimen wie Escherichia coli, Klebsiellen, Citrobacter oder Proteus. Auch Fusobakterien, Flavonifractor plautii, Alistipes und Oscillibacter sind bei depressiven Menschen öfters in hoher Anzahl nachweisbar.
> Hilfreich erwiesen sich in Studien Nahrungsergänzungsmittel mit verschiedenen probiotischen Bakterien wie Lactobacillus rhamnosus, Lactobacillus plantarum, Lactobacillus helveticus, Lactobacillus casei, Lactobacillus bulgaricus, Lactobacillus acidophilus, Bifidobacterium bifidum, Bifidobacterium infantis, Bifidobacterium longum, Bifidobacterium animalis subspecies lactis, Streptococcus thermophilus, Lactococcus lactis.

Histaminintoleranz

Histamin ist ein natürliches Gewebehormon, das bei Allergien eine Rolle spielt, aber auch für das Immunsystem wichtig ist. Unter dem Krankheitsbild der Histaminintoleranz werden Symptome zusammengefasst, die durch einen zu hohen Histaminspiegel verursacht werden. Normalerweise verursachen die geringen Mengen dieses Botenstoffs, wie sie natürlicherweise in unserem Körper vorkommen oder auch über Nahrungsmittel aufgenommen werden, in der Regel keine Beschwerden, da sie recht schnell wieder abgebaut werden. Bei einer Histaminintoleranz steigen die Blut- und Gewebespiegel aber an und verursachen dann eine Vielzahl an Beschwerden, die an eine Allergie erinnern können. Typische Beschwerden einer Histaminintoleranz – die aber auch bei zahlreichen anderen Erkrankungen auftreten können – sind Bauchschmerzen, Durchfall, Dauerschnupfen oder eine »verstopfte« Nase, Juckreiz, Quaddeln (Nesselsucht/Urtikaria), Herz-Kreislauf-Beschwerden wie zum Beispiel Herzrasen, Blutdruckabfall, anfallsartige Hautrötung (Flush) oder Kopfschmerzen.

Darmflora bei Histaminintoleranz

Durch eine vermehrte Histaminaufnahme mit der Nahrung oder zu viele histaminbildende Bakterien im Darm kann es zu einer Intoleranz kommen. Studien haben nachweisen können, dass sich das Mikrobiom von Menschen, die empfindlich auf Nahrungsmittelhistamin reagieren, anders zusammensetzt als die Darmflora von Personen, die weniger empfindlich sind.

Histaminbildende Mikroorganismen verfügen über ein Enzym (Histamin-Decarboxylase), mit dessen Hilfe sie Histidin aus der Nahrung in Histamin umwandeln können (Decarboxylierung). Histidin kommt in eiweißreichen Lebensmitteln wie Fisch (Thunfisch, Lachs), Fleisch, Hülsenfrüchten und manchen Käsesorten in hoher Konzentration vor. Vor allem, wenn die Darmflora durch Antibiotika geschädigt und gleichzeitig die Ernährung sehr eiweiß- und fettreich ist, können sich Fäulnisbakterien übermäßig ausbreiten und vermehrt Histamin bilden. Von allen möglichen Histaminbildnern produziert Morganella am meisten Histamin, aber auch Hafnia alvei ist ein starker Histaminbildner.

Die wichtigsten histaminbildenden und histaminfreisetzenden Bakterien sind: Morganella, Hafnia alvei, Clostridien, Escherichia coli, Serratia, Klebsiella, Citrobacter und Enterobacter. Mithilfe einer Mikrobiomanalyse lassen sich diese Histaminbildner nachweisen.

Auch eine ausreichende Anzahl buttersäureproduzierender Bakterien wie Faecalibacterium prausnitzii sowie eine große bakterielle Vielfalt scheinen die Symptomatik günstig zu beeinflussen. Eine sinnvolle Abklärung einer Histaminintoleranz umfasst neben der Untersuchung auf mikrobielle Histaminbildner auch die Bestimmung des Diaminoxidase (DAO). Diaminoxidase (DAO) ist ein Enzym, das beim Menschen unter anderem im Darm gebildet wird. Es kann Histamin und andere »biogene Amine« abbauen und somit den Histaminspiegel senken. Zu niedrige Werte sprechen für eine Histaminintoleranz.

- Um die Vielfalt und Balance des Mikrobioms wiederherzustellen, sollten Sie reichlich präbiotische Ballaststoffe aus der Nahrung oder über Nahrungsergänzungsmittel aufnehmen.
- Auch probiotische Bakterien zum gezielten Aufbau der Darmflora sind sinnvoll. Bei Histaminintoleranz sind alle Bifidobakterien, besonders aber Bifidobacterium infantis und Bifidobacterium longum, geeignet. Außerdem sehr gut geeignet: Lactobacillus gasseri, Lactobacillus rhamnosus und Lactobacillus plantarum.
- Meiden Sie Nahrungsergänzungsmittel mit histaminbildenden Bakterienstämmen wie Enterococcus faecalis, Enterococcus faecium und Escherischia coli, Lactobacillus bulgaricus, Lactobacillus delbrueckii, Lactobacillus reuteri und Lactobacillus casei. Diese können unter Umständen die Beschwerden verschlechtern.
- Interessant sind verschiedene Pflanzenstoffe, die in der Lage sind, die Histaminbildung zu unterbinden, indem sie zum Beispiel die bakterielle Histamin-Decarboxylase blockieren. Dazu zählt die Pflanze Mädesüß, die als Tee oder als Tinktur erhältlich ist. Andere Histamin-Decarboxylase-Hemmer, die bei Histaminintoleranz sinnvoll sein können: der Wirkstoff EGCG aus grünem Tee und Quercetin, das in Kapern, Liebstöckel, in grünem Tee, in Äpfeln, in den äußeren Ringen von Zwiebeln und in Beeren enthalten ist. Sowohl EGCG als auch Quercetin sind ebenso als Nahrungsergänzungsmittel erhältlich.

Laktoseintoleranz

Mehr als 12 Millionen Menschen in Deutschland leiden unter einer Laktoseintoleranz (Milchzuckerunverträglichkeit). Den Betroffenen fehlt das Enzym Laktase, weshalb sie den in der Milch enthaltenen Milchzucker, die Laktose, nicht verarbeiten können. Der Zucker gelangt unverdaut in den Dickdarm und wird dort von den Darmbakterien vergoren. Laktoseintolerante bezahlen den Genuss von Milch deshalb häufig mit Blähungen und Durchfall.

Die richtigen Darmbakterien können helfen, trotz Laktoseintoleranz Milchprodukte besser zu vertragen. Manche Leidgeplagte merken, dass Milch zwar problematisch ist, sie aber zum Beispiel Joghurt gut vertragen, denn die Milchsäurebakterien in den fermentierten, gesäuerten Milchprodukten haben den Milchzucker schon zum größten Teil abgebaut. Je näher übrigens das Haltbarkeitsende rückt, desto besser kommen auch Laktoseintolerante mit den vergorenen Milchprodukten klar, denn dann ist noch weniger Milchzucker enthalten als im frischen Produkt. Ob Sie Joghurt vertragen oder er Ihnen, wie vielen anderen Betroffenen, ebenfalls Probleme bereitet, müssen Sie einfach mal ausprobieren.

> Untersuchungen haben gezeigt, dass bestimmte Joghurtkeime auch die Darmbeschwerden nach Milchgenuss lindern können. Erhielten Personen mit nachgewiesener Milchzuckerunverträglichkeit vier Wochen lang die Keimstämme Lactobacillus casei und Bifido-

bacterium breve, dann besserten sich ihre Symptome. Bei einer erneuten Laktosegabe hatten sie deutlich weniger Blähungen, Durchfälle und Bauchschmerzen und die Werte des Atemtests, mit dem man die Unverträglichkeit nachweisen kann, lagen viel niedriger. Ein erneuter Test nach drei Monaten zeigte, dass die Wirkung anhielt, obwohl die Betreffenden keine weiteren Probiotika eingenommen hatten.

> Streptococcus thermophilus kann das Enzym Laktase bilden, das den Milchzucker abbauen kann. Die Aufnahme von Streptococcus thermophilus kann in vielen Fällen ebenfalls die Symptome einer Laktoseintoleranz lindern. Ein Versuch mit entsprechenden Nahrungsergänzungsmitteln bei einer Milchzuckerunverträglichkeit kann deshalb durchaus sinnvoll sein. Die Einnahme sollte aber einige Monate regelmäßig erfolgen.

Leaky-Gut-Syndrom

Für das Leaky-Gut-Syndrom beginnt sich die Wissenschaft gerade erst zu interessieren. Man bezeichnet damit eine Störung der Darmbarriere, die weitreichende Folgen für den gesamten Körper haben kann. *Leaky gut* bedeutet übersetzt »löchriger Darm«, darunter versteht man eine erhöhte Durchlässigkeit der Darmbarriere. Tag für Tag strömen große Mengen Nahrung, potenziell schädliche Stoffe aus der Umwelt sowie Billionen von Bakterien durch unseren Darm. Die Darmbarriere entscheidet, was wir davon aufnehmen und was ausgeschieden wird. Wichtigen Nährstoffen und Botenstoffen wird der Zugang zum Körperinneren ermöglicht, unerwünschte Eindringlinge, Allergene oder andere schädliche Stoffe sollten aber weitgehend ferngehalten werden. Dieses darmeigene Sicherheitssystem ist im gesunden Zustand sowohl durchlässig für alles, was in den Körper gelangen muss, als auch absolut dicht für alles andere. Eine intakte Darmbarriere verhindert, dass zum Beispiel Bakterien aus dem Darm in direkten Kontakt mit den Immunzellen in der Darmschleimhaut kommen oder sogar bis in den Körper vordringen.

Inzwischen gibt es immer mehr wissenschaftliche Belege dafür, dass eine erhöhte Durchlässigkeit der Darmbarriere gesundheitliche Folgen haben kann. Die Beschwerden, die durch ein Leaky-Gut-Syndrom hervorgerufen werden, sind vielfältig. Fast immer liegen ihnen aber Entzündungen und Störungen des Immunsystems zugrunde, verursacht durch den Übertritt von Bakterienbestandteilen oder anderen Substanzen aus dem Darm in die Darmschleimhaut oder sogar in den Blutkreislauf. Stoffwechselstörungen wie Übergewicht, Zuckerkrankheit und erhöhte Blutfettwerte, Allergien und Autoimmunerkrankungen sowie psychische Beschwerden wie Depressionen und Ängste oder ein chronisches Müdigkeitssyndrom gehen häufig mit einem Leaky-Gut-Syndrom einher.

Die Darmbarriere als Schutzwall

Die gesunde Darmbarriere ist ein komplexes Gefüge. Verantwortlich für deren Stabilität sind folgende Größen:

- Eine schützende Darmflora: Das Mikrobiom stellt mit rund 100 Billionen Bakterien ein komplexes Ökosystem in unserem Verdauungstrakt dar. Eine Störung des Mikrobioms – zum Beispiel durch Antibiotika, eine ballaststoffarme Ernährung, Stress oder andere Faktoren – zieht oft auch die Darmbarriere in Mitleidenschaft und begünstigt ein Leaky-Gut-Syndrom. Besonders wichtig für eine stabile Barriere sind die butyratproduzierenden Bakterien sowie deren Stoffwechselprodukt, die Buttersäure (Butyrat).
- Die Schleimschicht (Mucus): Sie liegt auf der Darmschleimhaut und besteht aus zwei Schichten. Die eine haftet ziemlich fest an den Darmschleimhautzellen und verhindert, dass die Darmbakterien zu dicht an die Darmschleimhaut herankommen. Die andere ist lockerer und bietet den Mikroorganismen Lebensraum, die in dieser Schleimschicht Nahrung und Halt finden. Zudem erleichtert die Schleimschicht das Vorbeigleiten des Darminhaltes.
- Die Darmschleimhaut: Unter der Schleimschicht liegen die Zellen des Darmepithels dicht an dicht. Die Darmschleimhaut ist ähnlich aufgebaut wie eine Ziegelmauer. Der »Mörtel«, der sie zusammenhält, besteht aus druckknopfartigen Verbindungen. Diese »Druckknöpfe« werden als »Tight Junctions« (enge Verbindungen) bezeichnet und stellen die eigentliche Grenze zwischen dem Darminhalt und dem Körperinneren dar. Hier wird entschieden, was in den Organismus geschleust wird und was nicht in den Körper darf.
- Die Tight Junctions: Normalerweise sind die Verbindungen zwischen den Zellen fest geschlossen. Doch die

Darmbarriere darf keine unpassierbare Grenze sein, sondern muss über einen cleveren Öffnungs- und Schließmechanismus verfügen. Sie sollte einerseits durchlässig sein für alles, was in den Körper gelangen muss, andererseits absolut dicht für alles andere.

> Butyrat: Ein Teil dieses Schließsystems wird durch Botenstoffe geregelt. Das bereits erwähnte Butyrat ist ein wichtiger Teil dieses Sicherheitskonzepts. Es festigt die »Druckknopf-Verbindungen« zwischen den Zellen und versiegelt auf diese Weise die Darmbarriere.

> Zonulin: Der Gegenspieler von Butyrat ist Zonulin. Er kann die Tight Junctions öffnen. Normalerweise entsteht dadurch nur ein schmaler Spalt. Winzige Nahrungsbestandteile können dann diesen Weg in den Körper nutzen. Doch bereits bei einer leichten Störung der Darmflora (Dysbiose) kommt das Gleichgewicht durcheinander. Dann produziert die gestörte Darmflora weniger Buttersäure und die ausgehungerten Darmzellen bilden mehr Zonulin. Diese Konstellation führt zu einer deutlich erhöhten Durchlässigkeit des Schutzwalls, die eine ganze Kaskade an negativen Folgen auslösen kann.

Diagnostizieren lässt sich ein Leaky-Gut-Syndrom mithilfe einer Stuhlprobe. Dabei werden die Marker Zonulin und Alpha-1-Antitrypsin bestimmt. Sind beide Marker im Normalbereich, kann ein Leaky-Gut-Syndrom weitgehend ausgeschlossen werden. Sind die Werte erhöht, dann sollten Sie die folgenden Punkte berücksichtigen:

- Butyratbildende und schleimhautschützende Bakterien stärken. Das geht am besten mithilfe präbiotischer Ballaststoffe wie resistente Stärke und Inulin. Auch Omega-3-Fettsäuren und pflanzliche Proteine aus Hülsenfrüchten und Nüssen stärken diese Mikroorganismen.
- Wichtige Nährstoffe für die Darmschleimhaut bereitstellen. Neben Omega-3-Fettsäuren ist auch die Zufuhr von Lecithin, Zink und Glutamin wichtig.
- Nahrungsmittelzusatzstoffe reduzieren. Vor allem Emulgatoren, die in Nahrungsmitteln Fett wasserlöslich machen, schaden der Darmbarriere. Emulgatoren stehen im Verdacht, auch die Schleimschicht des Darms wasserlöslich zu machen und dadurch zu verdünnen. Sie verstecken sich auf der Liste der Inhaltsstoffe hinter den E-Nummern E 430 bis E 499.
- Mit Probiotika die Darmflora unterstützen. Eine Dysbiose begünstigt ein Leaky-Gut-Syndrom. »Gute« Bakterien (Bifidobakterien für die Nährstoffversorgung der Darmschleimhaut und Laktobazillen) aufzufüllen, unterstützt und beschleunigt deshalb die Reparaturarbeiten an der Darmbarriere.
- Gluten reduzieren. Dieses Klebereiweiß kann die Zonulinfreisetzung anregen und die Verbindungen zwischen den Darmzellen lockern. Sie müssen glutenreiche Getreide nicht völlig meiden, sollten die Aufnahme aber vorübergehend reduzieren. Eine dauerhafte glutenfreie Ernährung ist aus Sicht des Mikrobioms aber nicht sinnvoll.

Nahrungsmittelallergie

Nahrungsmittelallergien und Nahrungsmittelunverträglichkeiten scheinen immer häufiger aufzutreten. Genetische Faktoren, Ernährungsgewohnheiten und Umwelteinflüsse erhöhen möglicherweise das Risiko. Aktuelle Forschungsergebnisse zeigen, dass offensichtlich auch die Fähigkeit zur vollständigen Verdauung der Lebensmittel sowie der Zustand der Darmbarriere eine wichtige Rolle spielen. Unter physiologischen Bedingungen werden die meisten Nahrungsmittelbestandteile von Verdauungsenzymen zu kleinen Eiweißbruchstücken zerlegt, die keine allergische Reaktion des Immunsystems auslösen. Bei einer gestörten Darmflora, die zum Beispiel durch eine reduzierte Vielfalt und stark vermehrte Bakterien der Gattungen Klebsiella gekennzeichnet ist, werden die Nahrungsbestandteile jedoch nicht vollständig verdaut, gelangen als zu große Moleküle in den Kreislauf und können dort allergische Reaktionen des Immunsystems auslösen.

Studien haben bemerkenswerte Unterschiede zwischen lebensmittelallergischen und nicht allergischen Personen feststellen können:

- Ein Mangel an Laktobazillen und erhöhte Staphylococcus-aureus-Werte sind bei Kindern oft mit Ei- und Milchallergien verbunden. Staphylokokken lassen sich in manchen Fällen durch die hoch dosierte Zufuhr von schützenden Laktobazillen und Bifidobakterien verdrängen.

- Fehlen Lactobacillus rhamnosus, Lactobacillus casei, Lactobacillus paracasei und Bifidobacterium teenscentis in den ersten Lebensmonaten eines Kindes, dann steigt das Risiko für die Entwicklung einer Allergie gegen Kuhmilch und auch gegen Inhalationsallergene wie Pollen oder Hausstaubmilben. Auch diese Bakterien lassen sich als probiotisches Nahrungsergänzungsmittel zuführen.
- Wichtige Schutzmechanismen gegen Nahrungsmittelallergien scheinen eine intakte Darmbarriere, eine vielfältige Darmflora und zahlreiche schleimhautschützende Bakterien wie Akkermansia muciniphila und Faecalibacterium prausnitzii zu sein. Diese beiden Bakterien benötigen reichlich Ballaststoffe, vor allem resistente Stärke, um sich auszubreiten.

Nicht-alkoholische Fettlebererkrankung (Non-alcoholic Steatohepatitis – NASH)

Schon lange ist bekannt, dass übermäßiger Alkoholkonsum die Leber schädigen kann. Doch auch bei völliger Abstinenz können Übergewicht, Bewegungsmangel und eine ungesunde, fett- und kohlenhydratreiche Ernährung – in erster Linie die Aufnahme großer Mengen Fruktose – die Entstehung einer Fettleber begünstigen. Inzwischen konnte man in zahlreichen Studien zusätzlich eine Verbindung zwischen Darmbakterien und der Entwicklung dieser nicht alkoholbedingten Leberverfettung nachweisen. Vor allem eine Beeinträchtigung der Darmflora (Dysbiose) verursacht eine erhöhte Durchlässigkeit der Darmschleimhaut für Bakterientoxine (Lipopolysaccharide, kurz LPS) und ruft dadurch chronische Entzündungen hervor. Wie stark die Durchlässigkeit der Darmbarriere für das Bakteriengift LPS ist, lässt sich mit einer Analyse des Zonulinwertes in einer Stuhlprobe überprüfen.

Auch »Fäulnisbakterien« spielen bei der Entstehung der nicht-alkoholischen Fettlebererkrankung eine Rolle. Sie verwerten vor allem Eiweiß und vermehren sich durch eine eiweißreiche und ballaststoffarme Ernährung. Bei der Eiweißverwertung bilden die Bakterien Ammoniak und andere schädliche Stoffwechselprodukte. Befinden sich zu viele Fäulnisbakterien im Darm, dann ist die Leber auf Dauer mit der Entgiftung überfordert und nimmt selbst Schaden.

> Bei der nicht-alkoholischen Fettlebererkrankung findet man in der Mikrobiomanalyse zu viele Fäulnis- und LPS-Keime wie Escherichia coli, Citrobacter, Enterobacter, Klebsiella, Pseudomonas, Sutterella, Providencia, Serratia. Außerdem sind oft Bacteroidetes und Ruminococcus erhöht und es besteht ein Mangel an Bakterien aus der Gruppe der Prevotella.
> Bestimmte probiotische Bakterien scheinen die Leber bei ihrer Arbeit zu unterstützen und der NASH entgegenzuwirken. Spanische Wissenschaftler stellten in einer Tierstudie fest, dass die probiotischen Bakterienstämme wie Lactobacillus paracasei, Bifidobacte-

rium breve und Lactobacillus rhamnosus die Fetteinlagerungen in der Leber deutlich reduzieren konnten. Eine chinesische Studie konnte die Lebergesundheit von Erkrankten messbar verbessern durch Lactobacillus plantarum, Lactobacillus delbrueckii, Lactobacillus acidophilus, Lactobacillus rhamnosus and Bifidobacterium bifidum. Prinzipiell scheint sich eine ausgewogene und hoch dosierte Mischung von Milchsäurebakterien günstig auf die Funktion der Leber auszuwirken.

Achtung: Bei einer Entzündung der Bauchspeicheldrüse (Pankreatitis), die gelegentlich mit Lebererkrankungen zusammen auftritt, sollten keine Probiotika eingenommen werden.

Parkinson beziehungsweise Morbus Parkinson

Morbus Parkinson zählt zu den sogenannten neurodegenerativen Erkrankungen. Neurodegenerativ bedeutet, dass bestimmte Nervenzellen im Gehirn absterben und es dadurch zu körperlichen und geistigen Einschränkungen kommt. Typisch für Morbus Parkinson sind ein Zittern der Hände und Bewegungsstörungen, die nach und nach den Alltag immer schwerer bewältigbar machen. Verursacht wird die Erkrankung durch eine Zerstörung von Nervenzellen, die den Botenstoff Dopamin produzieren. Grund für den Abbau der Hirnzellen sind

Ablagerungen aus verklumpten Eiweißmolekülen, die mit der Zeit die Nervenzellen zerstören können. Doch die Erkrankung schädigt nicht nur die Nervenzellen im Hirn, sondern auch die des Magen-Darm-Traktes. Dort befindet sich die zweitgrößte Ansammlung von Nervenzellen im Körper. In den letzten Jahren wird die Verbindung von Darm und Gehirn über die sogenannte Darm-Hirn-Achse vermehrt diskutiert. Dabei beeinflusst offensichtlich nicht nur das Gehirn die Darmtätigkeit über den Nervus vagus (Nerv, der Darm und Gehirn verbindet), sondern die Kommunikation funktioniert auch in die andere Richtung. Auffällig ist, dass bei vielen Erkrankungen des zentralen Nervensystems (ZNS) gleichzeitig Darmbeschwerden bestehen. Inzwischen gehen die meisten Experten deshalb davon aus, dass Parkinson nicht im Gehirn, sondern im Nervensystem des Darms seinen Anfang nimmt.

Schon zehn bis 15 Jahre vor dem Ausbruch von Morbus Parkinson leiden fast 80 Prozent der Betroffenen unter hartnäckiger Verstopfung, Verdauungsproblemen oder chronisch entzündlichen Darmerkrankungen. Und lange bevor die Erkrankung ausbricht, lassen sich in den Nervenzellen des Darms und im Nervus vagus bereits die typischen Ablagerungen feststellen, die man später auch im Gehirn findet. Das legt den Verdacht nahe, dass der Darm beziehungsweise die Darmflora eine Rolle spielen könnte, und Studien zeigen, dass es tatsächlich auffällige Unterschiede zwischen dem Mikrobiom gesunder und erkrankter Personen gibt.

- Mehrere präklinische und klinische Studien weisen auf eine erhöhte Durchlässigkeit der Darmbarriere (leaky gut), Darmentzündungen, ein verändertes Darmmikrobiom und ein Mangel an kurzkettigen Fettsäuren im Stuhl der ParkinsonpatientInnen nach.
- Bei Gesunden wurden die buttersäureproduzierenden Bakterien der Gattungen Blautia, Coprococcus, Roseburia und Faecalibacterium prausnitzii in deutlich höheren Konzentrationen gemessen als bei ParkinsonpatientInnen. Diese schützenden Bakterien benötigen ausreichend pflanzliche Ballaststoffe und vor allem resistente Stärke, Inulin oder Pektin, um sich gut zu entwickeln.
- Bei ParkinsonpatientInnen waren hingegen entzündungsfördernden Proteobakterien (LPS-Bakterien) stark erhöht. Es wird vermutet, dass diese Fehlbesiedelung die Bildung der schädlichen Eiweißmoleküle im Darm und deren Ablagerung im Gehirn auslöst, was letztendlich zu den für Morbus Parkinson kennzeichnenden Symptomen führt. Die schädlichen Entzündungsbakterien vermehren sich stark, wenn die Ernährung eiweiß- und fettreich ist. Vor allem tierische Proteine und Fette sollten reduziert werden.
- Studien zeigen, dass probiotische Bakterien zumindest die Obstipation von ParkinsonpatientInnen bessern können. Ob auch Parkinsonsymptome gelindert werden, müssen weitere Untersuchungen zeigen.

Reizdarmsyndrom

Durchfall, Verstopfung, Blähungen und Bauchschmerzen – ein Reizdarm kann ganz unterschiedliche Symptome verursachen. Etwa 10 Prozent aller Menschen leiden unter diesen Darmbeschwerden. Die Diagnose Reizdarm ist oft eine sogenannte Ausschlussdiagnose: Wenn jemand unter Darmbeschwerden leidet, aber trotz intensiver Suche schwerwiegende Ursachen ausgeschlossen werden können, dann wird meistens die Diagnose Reizdarm gestellt. Oft lässt sich bei den Betroffenen eine Störung der Kohlenhydratverdauung oder eine erhöhte Histaminkonzentration im Stuhl nachweisen. Beides kann von der Darmflora beeinflusst werden.

In Studien wurde das Mikrobiom von ReizdarmpatientInnen und gesunden Personen verglichen, und dabei ließen sich deutliche Unterschiede feststellen. PatientInnen mit einer Reizdarmsymptomatik haben mehr Blautia hansenii, das zur Gruppe der Firmicuten gehört, im Darm. Auch verschiedene Clostridium-Arten, Dorea, Ruminococcus und Roseburia kommen häufiger vor. Vermindert sind dagegen Bakterien der Bacteroidetes-Gruppe wie Bacteroides, Parabacteroides und Odoribacter. Außerdem mangelt es den Betroffenen auch an Bifidobakterien, Faecalibacterium prausnitzii und Methanobrevibacter smithii.

> Die medizinischen Leitlinien zur Behandlung von Reizdarmerkrankungen empfehlen die Einnahme verschiedener probiotischer Bakterien wie Lactobacillus

casei, Lactobacillus plantarum, Lactobacillus rhamnosus, Escherichia coli sowie die Bifidobakterien Bifidobacterium infantis und Bifidobacterium animalis subspecies lactis.

> Lassen Sie auch den Lactoferrinwert im Stuhl bestimmen. Bei einem Reizdarmsyndrom sind nämlich die Lactoferrinwerte normal. Erhöhte Lactoferrinwerte stellen die Diagnose eines Reizdarmsyndroms deshalb infrage und es sollte nach anderen Ursachen der Beschwerden gesucht werden wie chronische Entzündungen oder Infektionen.

Schlafstörungen

Diversität ist ein wichtiges Kriterium für ein gesundes Mikrobiom – und einen gesunden Schlaf! Eine US-amerikanische Studie hat kürzlich nachgewiesen, dass der Zustand der Darmflora, vor allem deren Vielfalt, unseren Schlaf entscheidend beeinflussen kann. Ein reichhaltiges Mikrobiom macht den Schlaf effizienter und erholsamer. Personen, die eine solche erstrebenswerte Darmbesiedelung besitzen, wachen nachts seltener auf und schlafen insgesamt tiefer. Und das wirkte sich auch günstig auf die körperliche und geistige Leistungsfähigkeit aus, denn besonders bei älteren Erwachsenen bestand ein Zusammenhang zwischen der Qualität des Darmmikrobioms und der mentalen Fitness.

> Wichtig für mehr Vielfalt im Darm sind präbiotische Ballaststoffe und insgesamt eine abwechslungsreiche Ernährung.
> Bifidobacterium infantis lässt den Tryptophanspiegel im Blut ansteigen, wodurch mehr Schlafhormone gebildet werden können. Auch für GABA-Bildung gibt es bakterielle Unterstützung durch Bifidobacterium dentium, Bifidobacterium infantis, Bifidobacterium adolescentis und Lactobacillus brevis, vor allem aber durch Lactobacillus brevis. Auch Lactobacillus rhamnosus, Lactobacillus paracasei, Lactococcus lactis und Lactobacillus plantarum können teilweise GABA produzieren. In bestimmten Käsesorten wie Pecorino und Parmesan, die mithilfe probiotischer Bakterien produziert werden, findet man diesen natürlichen Tranquilizer ebenfalls.
> Doch es gibt auch Bakterien, die Schlafstörungen begünstigen. Ließen sich viele Bakterien mit der Bezeichnung Lachnospiraceae, Corynebacterium und Blautia nachweisen, dann gaben die StudienteilnehmerInnen deutlich häufiger an, unter Schlafstörungen zu leiden. Auch Alistipes und Oscillibacter gehören zu den Schlafräubern, denn sie wirken sich ungünstig auf den Spiegel beruhigender Metaboliten und Botenstoffe wie Tryptophan oder GABA aus.

Stressbelastung, mangelnde Stressresistenz

Unser Darm steht in enger Verbindung mit unserem Gehirn. Starke Stressbelastungen können deshalb die Darmflora verändern und Störungen des Mikrobioms verstärken nachweislich Stressreaktionen im Gehirn. Studenten haben zum Beispiel in der anstrengenden Prüfungsphase weniger gesunde Milchsäurebakterien im Stuhl als in den relaxten Semesterferien. Insgesamt kann man beobachten, dass die Vielfalt des Mikrobioms unter Stress zurückgeht. Viele Stressoren lassen sich leider schlecht beseitigen, aber wir können wahrscheinlich indirekt mithilfe probiotischer Bakterien auf unser Stressempfinden Einfluss nehmen, denn Stressbelastung und Darmflora lassen sich nach neuesten Erkenntnissen nicht voneinander trennen.

Gesunde Darmflora gegen Stress

Setzt man Versuchstiere in jungen Jahren großem Stress aus, etwa indem man Rattenbabys direkt nach der Geburt von ihren Müttern trennt, dann hinterlässt das Spuren im Mikrobiom, die sich auch bei den erwachsenen Tieren noch nachweisen lassen. Außerdem können die Tiere ihr Leben lang Stress schlecht verarbeiten. Auch Tiere, die ohne Darmflora aufgezogen werden, können nicht gut mit psychischem Druck umgehen. Sie reagieren auf Stressbelastungen ungewöhnlich stark und haben Defizite in ihrem sozialen Verhalten. Das zeigt, dass das Mikrobiom einen enormen Einfluss auf unser Verhalten und unseren Umgang mit Stress hat. Diese Zusammenhänge lassen sich nicht nur bei Mäusen, sondern auch bei Menschen beobachten.

Mithilfe probiotischer Bakterien lassen sich hingegen das

subjektive Stressempfinden ebenso wie auch objektive Stressparameter senken. Erhielten Versuchspersonen Bifidobakterien (zum Beispiel Bifidobacterium longum) oder andere Probiotika, dann zeigten sich im EEG mehr Thetawellen, die für einen ausgeglichenen und entspannten Gemütszustand sprechen; Stress wurde von den Teilnehmern als weniger schlimm empfunden. Doch probiotische Bakterien können noch mehr. Zu Studienzwecken aßen Frauen vier Wochen lang zweimal täglich einen Joghurt, der einen speziellen Bakterienmix enthielt, von dem die Forscher annahmen, dass er sich positiv auf den Darm auswirken würde. Eine weitere Gruppe verzehrte einen Joghurt ohne Bakterien. Nach vier Wochen Genuss des probiotischen Milchprodukts fühlten sich die Teilnehmerinnen nicht nur subjektiv wohler, waren weniger ängstlich und gestresst, sondern auch ihr Stresshormonspiegel sank messbar ab. Das ist eine sehr wichtige Erkenntnis, denn Stresshormone, vor allem Cortisol, schaden unserem Körper, wenn sie langfristig erhöht sind. Cortisol schwächt das Immunsystem und erhöht das Risiko für Depressionen und psychische Probleme. In der Placebogruppe ließen sich diese Veränderungen nicht nachweisen.

> Stresshormone und Stressempfinden ließen sich in Studien senken mit Lactobacillus plantarum, Lactobacillus rhamnosum, Lactobacillus bulgaricus, Lactobacillus helveticus, Streptococcus thermophiles, Lactococcus lactis, Bifidobacterium lactis, Bifidobacterium longum, Bifidobacterium bifidum sowie Präbiotika.

Übergewicht

Das Mikrobiom gilt mittlerweile als wichtige Schaltstelle für Energiegewinnung, Stoffwechsel und Bildung von Fettdepots. Viele Experten sind sich inzwischen einig, dass die individuelle Kalorienausbeute zu einem großen Teil von der jeweiligen Darmflora abhängt. Darmbakterien können selbst aus unverdaulichen Nahrungsbestandteilen noch beträchtliche Mengen an Energie in Form von einfachen Kohlenhydraten und kurzkettigen Fettsäuren gewinnen, das gilt vor allem für Bakterien aus der Gruppe der Firmicutes. Steigt die Zahl der Firmicuten nur um 20 Prozent, dann werden täglich bis zu 10 Prozent mehr Kalorien über die Darmschleimhaut aufgenommen. Das hört sich zunächst nicht nach viel an, kann sich aber im Laufe eines Jahres auf rund sechs bis acht zusätzliche Kilos summieren!

Doch es existieren noch weitere Merkmale, in denen sich ein »dickes« von einem »schlanken« Mikrobiom unterscheidet. Menschen mit Gewichtsproblemen besitzen meistens eine zu geringe Vielfalt der Darmflora – die Zusammensetzung der Bakteriengemeinschaft ist eintönig und ihnen fehlen zahlreiche gewichtsregulierende Bakterien oder diese sind unterrepräsentiert.

Bei vielen Übergewichtigen besteht ein Mangel an Bifidobakterien im Darm und auch Keime mit so schönen Namen wie Faecalibacterium prausnitzii oder Akkermansia muciniphila fehlen. Aktuelle Studien konnten Verbindungen herstellen zwischen einer hohen Zahl dieser Bakterien und einem geringen Körpergewicht, einem niedrigeren Körperfettanteil, einem geringeren Risiko für Zuckerkrankheit und für das metabolische Syndrom.

Ein Faktor, der über die Darmflora zu Übergewicht führt, könnten Antibiotika sein. Antibiotika führen regelmäßig zu einer Störung der Darmflora. Je länger die Therapie dauert und je wirksamer das Medikament ist, desto stärker wurde das Mikrobiom verändert. Inzwischen gilt eine Antibiotikatherapie als ein alleiniger Risikofaktor für Übergewicht. Auch Antibiotikaspuren in Fleischmahlzeiten scheinen ähnliche Effekte zu haben.

> Die Firmicutes/Bacteroidetes-Ratio, also das Verhältnis zwischen den »Moppelbakterien« Firmicutes und der Gruppe der Bacteroidetes-Bakterien, lässt sich mithilfe einer Mikrobiomanalyse bestimmen und gilt als Marker für Übergewicht, das durch die Darmflora (mit) verursacht wird.
> Beim Thema Gewicht ist auch die Diversität des Mikrobioms ein ganz wichtiger Parameter. Wenn Sie die bakterielle Vielfalt des Mikrobioms erhöhen möchten, sollten Sie auf einseitige Diäten verzichten und sich vielfältig und abwechslungsreich und vor allem ballaststoffreich ernähren. Wichtig sind präbiotische Ballaststoffe wie resistente Stärke, Akazienfasern oder Inulin. Diese sollten in höherer Dosierung (5 bis 10 Gramm täglich) zugeführt werden. Präbiotika sind nämlich auch in der Lage, den Spiegel der Sättigungshormone zu erhöhen.
> Bestimmte Milchsäurebakterien wie Lactobacillus acidophilus oder Lactobacillus reuteri scheinen mit einer

Gewichtszunahme in Verbindung zu stehen. Wenn Sie ein probiotisches Präparat einnehmen möchten, um die Gewichtsreduktion zu unterstützen, sollten Sie darauf achten, dass diese Bakterienstämme nicht enthalten sind.

- Andererseits gibt es Keime, die eine Gewichtsabnahme unterstützen können, indem sie die Kalorienverwertung senken oder andere Effekte auf den Stoffwechsel haben. So fördern bestimmte probiotische Bakterien die Produktion appetitreduzierender Hormone wie Glucagon-like Peptide 1 (GLP-1) oder Peptid YY (PYY). Erhöhte Spiegel dieser Hormone unterstützen die Gewichtsreduktion. Andere Bakterien erhöhen die Spiegel an fettregulierenden Eiweißverbindungen wie zum Beispiel die des Proteins Angiopoietin-like 4 (ANGPTL4), das die Fettspeicherung reduziert.
- Probiotische Bakterien, die man als Nahrungsergänzung einnehmen kann und die in Studien eine Gewichtsreduktion unterstützen konnten, sind unter anderem Milchsäurebakterien Lactobacillus gasseri, Lactobacillus rhamnosus und Lactobacillus plantarum sowie Bifidobacterium-Arten wie Bifidobacterium animalis oder Bifidobacterium adolescentis.
- Andere Bakterien wie Akkermansia muciniphila oder Anaerotruncus colihominis unterstützen ebenfalls die Gewichtsreduktion, sind aber nicht als Nahrungsergänzungsmittel erhältlich. Diese Bakterien müssen über eine darmfreundliche Ernährung mit vielen präbiotischen Ballaststoffen indirekt gefördert werden.

Zuckerkrankheit – Typ-2-Diabetes

Bei Zuckerkrankheit (Typ-2-Diabetes) sind die Regulation des Blutzuckerspiegels und die Zuckerverwertung gestört. Typisch sind erhöhte Zuckerwerte (Glukosespiegel) im Blut, die Folge einer zu geringen Produktion des zuckersenkenden Hormons Insulin oder einer Unempfindlichkeit der Zellen für Insulin (Insulinresistenz) sein können. Bei der Erkrankung spielen genetische Faktoren eine Rolle, genauso aber auch der Lebensstil: Ernährungsgewohnheiten und Bewegungsmangel begünstigen die Entstehung. Daneben kann auch das Mikrobiom an der Entwicklung von Typ-2-Diabetes beteiligt sein. Darmbakterien sind eng verbunden mit der Verwertung und der Resorption unserer Nahrung und nehmen sehr starken Einfluss auf den Kohlenhydrat- und Zuckerstoffwechsel. Fast alle bisherigen Studien konnten zeigen, dass sich das Mikrobiom von DiabetespatientInnen ganz deutlich von dem gesunder Menschen unterscheidet. Vergleicht man die Darmkeime von Gesunden und DiabetikerInnen, dann fällt auf, dass Letztere nur halb so viele Bacteroidetes haben und vor allem Bacteroides vulgatus fehlt. Gleichzeitig ist die Zahl eines anderen Bakteriums, Prevotella copri, deutlich erhöht. Diese Konstellation begünstigt Entzündungen und erhöht das Risiko für Zuckerkrankheit vor allem, wenn auch Übergewicht vorhanden ist. In die gleiche Richtung weist ein Überschuss an Clostridium-Bakterien und dem Keim Collinsella aerofaciens. Außerdem bildet das Mikrobiom Zuckerkranker weniger der wichtigen kurzkettigen Fettsäuren. Bei PatientInnen mit Diabetes lässt sich regelmäßig ein Mangel an butyratbildenden

Bakterien feststellen, dadurch verschlechtern sich Zuckerverwertung und Stoffwechsellage.

Doch es gibt – wie könnte es anders sein – natürlich auch Mikroorganismen, die das Diabetesrisiko senken können. Je mehr Akkermansia muciniphila im Darm vorhanden waren, desto geringen war das Risiko für Gewichtsprobleme und die Empfindlichkeit der Zellen auf Insulin nahm zu. Ein Mangel an Akkermansia erhöhte das Diabetesrisiko. Ähnliches gilt für einen Mangel an Bifidobakterien, Milchsäurebakterien (Laktobazillen), Roseburia-Arten und Faecalibacterium prausnitzii.

Pro- und Präbiotika für den diabetischen Stoffwechsel
Studien konnten zudem positive Effekte auf den Blutzuckerspiegel durch die Einnahme probiotischer Bakterien nachweisen. Das funktionierte sowohl im Tierversuch als auch beim Menschen. Erhielten übergewichtige, zuckerkranke Mäuse probiotische Bakterien, dann hatte das Einfluss auf deren Zuckerstoffwechsel. Bifidobakterien – vor allem Bifidobacterium animalis –, aber auch bestimmte Milchsäurebakterien – zum Beispiel Lactococcus lactis – ließen den Zuckerspiegel sinken, verbesserten das Ansprechen auf das blutzuckersenkende Hormon Insulin und reduzierten Entzündungen. Auch die gezielte Gabe fehlender kurzkettiger Fettsäuren hatte positive Effekte auf die diabetische Stoffwechsellage.

Beim Menschen konnten bereits nach vier Wochen Einnahme probiotischer Bakterien günstigere Werte für den Nüchternblutzucker und den Langzeitwert (HbA1c) gemessen werden. Die Insulinempfindlichkeit der Zellen, die Verwertung des Zuckers in den Zellen, der Insulinspiegel und Entzündungswerte reagierten ebenfalls positiv auf die probiotische Therapie. Die Anwendungsdauer lag zwischen vier Wochen und mehr als zwei Jahren (als Daueranwendung). Ergebnisse zeigten sich meistens bereits nach vier bis sechs Wochen.

Doch auf Probiotika allein sollte sich kein Diabetiker verlassen, denn einige der notwendigen Bakterien (Akkermansia, Faecalibacterium, Roseburia) lassen sich nicht mithilfe von Nahrungsergänzungsmitteln zuführen. Erst eine darmfreundliche Ernährung mit einem hohen Anteil präbiotischer Ballaststoffe ermöglicht es den richtigen Bakterien, dauerhaft im Darm heimisch zu werden.

> Mit diesen probiotischen Bakterien ließen sich in Studien günstige Effekte bei an Diabetes Erkrankten erzielen: Lactobacillus rhamnosus, Lactobacillus plantarum GG, Lactobacillus casei, Lactobacillus acidophilus, Lactococcus lactis, Bifidobacterium lactis, Bifidobacterium bifidum, Bifidobacterium animalis, Bifidobacterium infantis, Bifidobacterium breve, Bifidobacterium adolescentis.
> Außerdem sollten reichlich präbiotische Ballaststoffe verzehrt werden.
> Verzichten Sie auf Süßstoffe jeder Art. Inzwischen weiß man, dass einige das Mikrobiom so verändern, dass die Darmbakterien sich ungünstig auf den Kohlenhydratstoffwechsel auswirken und den Blutzuckerspiegel in die Höhe treiben.

KAPITEL 6

Ein gesundes Mikrobiom aufbauen

Gesundheit aus der Mitte des Körpers

In diesem Buch haben Sie schon viel über die Bakterien in Ihrem Darm erfahren. Vielleicht freuen Sie sich, dass das Ergebnis Ihrer Mikrobiomanalyse sehr zufriedenstellend ausgefallen ist und Sie nur hier und dort aufpassen und nachjustieren müssen. Oder aber die Auswertung signalisiert Handlungsbedarf und es gibt einige Baustellen, an denen Sie arbeiten sollten. Auf den nächsten Seiten möchte ich Ihnen deshalb noch einmal gezielt erklären, was Sie machen können, um Ihre Darmflora in eine blühende Landschaft zu verwandeln … ergänzend zu den Ausführungen in Kapitel 4 – »Das Who's Who der Darmbakterien« –, wo aufgeführt ist, wie Sie einzelne Bakterienarten fördern oder reduzieren können. Wenn Sie noch weiteren Informationsbedarf zu Funktion und Wichtigkeit der Darmflora haben, finden Sie dazu auch in meinen anderen Büchern zum Thema Darm Hilfreiches, besonders im Buch *Gesund mit Darm*.

Sieben goldene Regeln für ein fittes Darmbiom

Hier zunächst im Überblick sieben sinnvolle Maßnahmen, mit denen Sie Einfluss auf das Leben im Verdauungstrakt nehmen können. Danach wird es dann noch etwas ausführlicher.

1. **Fehlende Bakterien ergänzen**
   Wurde in der Mikrobiomanalyse ein Mangel an Laktobazillen, Bifidobakterien, Escherichia coli oder Enterokokken nachgewiesen, dann kann man diese Bakterien direkt und gezielt mithilfe von probiotischen Nahrungsergänzungsmitteln zuführen. Allerdings machen diese probiotischen Mikroorganismen, die kommerziell erhältlich sind, nur einen kleinen Teil der Darmflora aus. Man kann deshalb nur einen Bruchteil des Mikrobioms mit Probiotika reparieren.
2. **Die richtige Auswahl**
   Wenn Sie Probiotika zuführen, sollten Sie genau schauen, dass die Bakterienstämme, die Sie benötigen, auch im Produkt enthalten sind. Zudem gibt es ganz unterschiedliche Bakterienstämme mit unterschiedlichen Wirkungen. Lactobacillus ist nicht gleich Lactobacillus und ähnlich verhält es sich auch bei den Bifidobakterien. Mehr dazu finden Sie in Kapitel 4 – »Das Who's Who der Darmbakterien« – unter der Beschreibung der Laktobazillen und Bifidobakterien.
3. **Die Bakterien gut füttern**
   Die meisten Mikroorganismen, die in unserem Darm leben und dort wichtige Aufgaben erfüllen, gibt es nicht in Kapsel- oder Pulverform. Fehlen Bakterien wie Akkermansia muciniphila, Faecalibacterium prausnitzii, Ruminococcus, Eubac-

terium und andere, dann müssen Sie Ihrem Darm Hilfe zur Selbsthilfe leisten. Diesen Mikroorganismen können wir nur indirekt den Rücken stärken, indem wir sie mit allem versorgen, was sie für ihre Entwicklung benötigen. Besonders wichtig ist eine ballaststoffreiche Ernährung mit viel Obst, Gemüse und Vollkorngetreide. Hervorzuheben sind die sogenannten präbiotischen Ballaststoffe, die im oberen Verdauungstrakt nicht zerlegt werden und unverändert in den Dickdarm gelangen. Dort »füttern« und stärken sie zahlreiche Bakterien des Mikrobioms und fördern deren Vermehrung.

4. **An weitere Nährstoffe für den Darm denken**
   Probiotische Bakterien und präbiotische Ballaststoffe sind enorm wichtig für ein gesundes Mikrobiom. Daneben gibt es aber noch eine ganze Reihe anderer Nährstoffe, die man mit der Nahrung oder als Nahrungsergänzungsmittel zuführen kann. Omega-3-Fettsäuren aus Pflanzenölen wie Raps-, Lein- oder Walnussöl oder aus fettem Fisch wie Lachs, Makrele, Hering oder Thunfisch liefern diese Wohltaten fürs Mikrobiom. Um die Stabilität der Darmbarriere zu erhalten oder wiederherzustellen, sind die Aminosäure Glutamin, das Spurenelement Zink sowie Lecithin hilfreich. Daneben mag das Mikrobiom auch Polyphenole. Darunter versteht man sekundäre Pflanzenstoffe, die vor allem in intensiv gefärbten Nahrungsmitteln wie Beeren (Heidelbeeren, schwarze Johannisbeeren, Holunderbeeren), Grünkohl, Paprika, Kräutern, dunkler Schokolade, grünem und schwarzem Tee oder Rotwein zu finden sind. Diese fördern ebenfalls die gesunde Entwicklung der Darmflora, indem sie ungünstige Bakterien verdrängen und gesunde in ihrer Entwicklung fördern können.

5. **Jede Schädigung des Mikrobioms möglichst vermeiden**
   Unser Mikrobiom ist ein sehr sensibles Ökosystem, das schnell aus der Balance geraten kann. Dass Antibiotika das Mikrobiom schädigen, wissen Sie sicher. Weniger bekannt dürfte sein, dass auch Magentabletten (Protonenpumpenhemmer), Süßstoffe oder Abführmittel unseren Darmbakterien nicht guttun. Apropos Abführmittel: Lassen Sie die Finger von jeder Art der Darmreinigung. Sowohl das Glaubern vor der Fastenkur als auch obskure Maßnahmen zur »Darmreinigung«. Einläufe oder Colon-Hydro-Therapie schädigen das Mikrobiom ähnlich stark wie eine Antibiotikabehandlung. Der einzige vertretbare Grund für eine Darmreinigung ist die Vorbereitung auf eine Darmspiegelung oder Darmoperation. Und haben Sie keine Angst vor ein bisschen Schmutz. Wenn wir zu hygienisch leben, im Haushalt Desinfektionsmittel verwenden und jeden Keimkontakt scheuen, verarmt unsere Darmflora mit der Zeit.
6. **Geduld haben**
   Oft höre ich Aussagen wie »Mein Arzt hat mir eine Packung Probiotika für 14 Tage empfohlen. Ich spüre aber keine Besserung«. Gut Ding will Weile haben. Für die Optimierung des Mikrobioms benötigt man einen langen Atem. Zwar lassen sich schon nach kurzer Zeit erste Veränderungen nachweisen, doch eine Besserung einzelner Symptome kann man – wenn das Mikrobiom schuld an den Beschwerden ist – frühestens nach vier Wochen erwarten, oft dauert es aber auch länger. Um das Mikrobiom zu stabilisieren, ist manchmal eine sechsmonatige (oder auch noch längere) Pflege notwendig. Diese »Pflege« kann probiotische Bakterien und präbio-

tische Ballaststoffe als Nahrungsergänzungsmittel beinhalten – dabei sollte aber immer auch die Ernährung auf »darmfreundlich« umgestellt werden. Passende Rezepte finden Sie in meinem *Schlank mit Darm*-Kochbuch.

7. **Bewegen, bewegen, bewegen**
   Ein bisschen Bewegung im Alltag, das macht unsere Darmbakterien sehr glücklich. Schon regelmäßiges schnelles Gehen setzt positive Impulse für ein gesundes Mikrobiom, wie eine aktuelle Studie zeigen konnte. 32 Erwachsene (18 Schlanke, 14 Übergewichtige), die alle im Beruf viel sitzen mussten, absolvierten sechs Wochen lang ein moderates Ausdauertraining: An drei Tagen pro Woche sollten sich die Teilnehmer für 30 bis 60 Minuten bewegen. Ihre Ernährung änderten die Probanden in dieser Zeit nicht. Vor Beginn und nach sechs Wochen wurden Stuhlproben der Teilnehmer untersucht. Man schaute sich nicht nur die Darmflora an, sondern bestimmte auch den Butyratspiegel. Die Buttersäure, das wissen Sie ja, ist ein Stoffwechselprodukt der Darmkeime und für unsere Gesundheit und unser Wohlbefinden besonders wichtig. Das Ergebnis: Nach sechs aktiven Wochen stieg die wichtige Vielfalt des Mikrobioms messbar an. Bakterien wie Faecalibacterium prausnitzii oder Roseburia, die wertvolles Butyrat produzieren, vermehrten sich nach dem Workout. Die positiven Veränderungen waren bei den Schlanken noch ausgeprägter als bei den Übergewichtigen. Doch sobald die Arbeitnehmer wieder zu ihrer sitzenden Tätigkeit zurückkehrten, ließen auch die günstigen Effekte auf das Darmmikrobiom mit der Zeit nach. Das zeigt, dass wir am Ball bleiben müssen, um den guten Zustand der Darm-

flora dauerhaft zu erhalten. Täglich 30 Minuten flott spazieren gehen sollte zu Ihrer Tagesroutine werden.

Prä-, Pro- und Synbiotika – was ist das denn?
Prä-, Pro- und Synbiotika bieten vielfältige Möglichkeiten, das Biom von Haut und Darm zu regenerieren, zu erhalten und zu optimieren. Doch bei diesen Begriffen gibt es oft Verwirrung, deshalb hier eine kurze Definition.

Präbiotika (*pre* = vor, *bios* = das Leben) sind unverdauliche Nahrungsbestandteile, die von den Darmbakterien aufgespalten werden. Durch dieses »Bakterienfutter« wachsen und vermehren sich die Darmkeime. Experten gehen davon aus, dass sich positive Effekte ab 5 Gramm Präbiotika täglich einstellen – mehr ist aber besser. Optimal ist es, mehrere unterschiedliche Präbiotika miteinander zu kombinieren, um den Bedürfnissen verschiedener Bakterien gerecht zu werden. Wichtig: Nicht alle Ballaststoffe zählen zu den Präbiotika. So dürfen sich nur die nennen, die dem Magensaft und anderen Verdauungssäften weiter oben im Darm standhalten und anschließend von den Darmbakterien fermentiert, also weiterverarbeitet, werden.

Probiotika (*pro* = für, *bios* = das Leben). Darunter versteht man bestimmte Bakterien, die in aktiver Form in den Darm gelangen und sich dort günstig auf die Gesundheit auswirken. Wichtig ist, dass die Keime den Angriffen der Magen- und Gallensäure widerstehen können und lebend im Dickdarm ankommen. Vor allem Milchsäurebakterien und Bifidobakterien gehören zu den Probiotika. Man findet sie in vergorenen Lebensmitteln wie Joghurt, Buttermilch, Sauerkraut oder kann sie mit Nahrungsergänzungsmitteln einnehmen.

Als **Synbiotika** (*syn* = zusammen, *bios* = das Leben) bezeichnet man Nahrungsmittel oder Nahrungsergänzungsmittel, die sowohl Prä- als auch Probiotika enthalten. Sie haben den Vorteil, dass die probiotischen Bakterien bei ihrer Ankunft im Darm auch gleich was zu futtern haben, dadurch werden die Startbedingungen für die Probiotika deutlich besser. Wenn Sie die Wahl haben, sollten Sie zu Synbiotika greifen.

Probiotika richtig anwenden

Probiotika haben zahlreiche nachweislich günstige Effekte auf unsere Gesundheit. Sie stärken unser Immunsystem, senken das Risiko für Allergien, haben Einfluss auf Gewicht, Blutdruck, psychische Verfassung und körperliche Leistungsfähigkeit. Doch um von all diesen positiven Effekten zu profitieren, muss ein Nahrungsergänzungsmittel auf unsere Bedürfnisse zugeschnitten sein. Bei Probiotika gibt es keine Einheitsgröße wie bei Bekleidung, die allen passen soll – und im Prinzip dann doch bei keinem richtig sitzt. Wichtige Kriterien für die Auswahl geeigneter Keime sind Art, Vielfalt und Menge (Keimzahl) der erhaltenen Bakterien. Damit Sie mit probiotischen Bakterien (Probiotika) auch wirklich die gewünschten Effekte erzielen können, sollten Sie ein paar Regeln beachten.

Probiotika sollten Vielfalt bieten

Bis auf wenige Ausnahmen sollten möglichst viele unterschiedliche Bakterien enthalten sein, um die Vielfalt des Mikrobioms zu unterstützen. Präparate mit nur einem oder zwei Stämmen können, wenn diese dann auch noch sehr hoch dosiert sind, das Mikrobiom möglicherweise aus der gesunden Balance bringen. Probiotische Präparate sollten mehr als fünf, besser zehn oder auch deutlich mehr unterschiedliche Keimstämme enthalten. Die für uns Menschen günstigen Keime sind wie eine Familie; sie unterstützen sich, bilden ein Netzwerk und kooperieren in vielfältiger Weise miteinander. Ein gutes Nahrungsergänzungsmittel sollte deshalb mehrere gut aufeinander abgestimmte Mikrobenstämme enthalten. Es ist übrigens kein Problem, verschiedene Präparate miteinander zu kombinieren.

Informationen zu den einzelnen Probiotika-Stämmen finden Sie in Kapitel 4 – »Das Who's Who der Darmbakterien«. Informationen zu den Bakterienstämmen, die in gängigen Präparaten enthalten sind, finden Sie ab Seite 235.

Und – ganz wichtig: Auch wenn man auf Probiotika setzt, sollte man mal kritisch überprüfen, wie man sich ernährt. Denn die wohlwollenden Keime haben keine Chance, sich im Darm breitzumachen, wenn wir ihnen nur Currywurst und Chips vorsetzen. Darmfreundliche Rezepte sollten es regelmäßig auf Ihren Speiseplan schaffen. Wichtig sind hier vor allem ballaststoffreiche pflanzliche Nahrungsmittel.

Probiotika – die Masse macht's

Dosieren Sie Probiotika ausreichend hoch oder – wenn Sie über die Nahrung probiotische Keime zuführen wollen – verzehren Sie probiotikahaltige Nahrungsmittel täglich. Sie müssen bedenken, dass in Ihrem Darm 100 Billionen Keime leben, die ihr Heim verteidigen und Neuankömmlingen die Stirn bieten. Wenn Sie ein Produkt wählen, das 500 Millionen oder auch 2 Milliarden Keime pro Tagesdosis enthält, hört sich das nach viel an, doch die Bakterien im Darm lachen darüber nur. In Studien lagen die wirksamen Tagesdosen meistens bei mindestens 10 bis 15 Milliarden Keimen oder auch deutlich darüber. Die Anzahl der im Produkt enthaltenen Bakterien wird meist in der Einheit »KbE« angegeben, das ist die Abkürzung für »koloniebildende Einheiten« und kann Ihnen als Richtwert für eine ausreichende Keimmenge dienen.

Probiotika mit Präbiotika einnehmen

Wann immer möglich, verwenden Sie ein Synbiotikum, also ein Produkt, das sowohl probiotische Keime als auch präbiotische Ballaststoffe enthält. Diese Kombination erhöht nachweislich die Überlebenschancen der Bakterien, die Ansiedelungswahrscheinlichkeit sowie die Wirksamkeit. Einige Experten halten inzwischen sogar die alleinige Gabe von probiotischen Keimen ohne Präbiotika in vielen Fällen für wirkungslos oder zumindest für sehr viel weniger wirkungsvoll. Falls die von Ihnen benötigten Keime nicht als Synbiotikum erhältlich sind, können Sie als Ergänzung auch ein Präbiotikapräparat wie zum

Beispiel Inulinpulver, Akazienfasern, Flohsamen oder resistente Stärke aus Kartoffel- oder Maismehl verwenden.

Vom richtigen Einnahmezeitpunkt

Hierzu eine Aussage zu treffen, ist nicht leicht. Selbst Experten sind sich nicht einig, ob man Probiotika besser nüchtern, also vor dem Essen, einnehmen sollte oder lieber nach dem Essen. Auch die Studienlage ist hier unterschiedlich. Wahrscheinlich sind die Unterschiede zwischen einer Einnahme vor dem Essen und nach dem Essen nicht sehr groß. Für eine Einnahme nach dem Essen spricht, dass probiotische Keime einen beschwerlichen Weg vor sich haben, wenn sie aus dem Joghurt oder dem Pulver bis in den Dickdarm wandern möchten. Die größte Hürde ist der extrem saure Magensaft, durch den sie möglichst unbeschädigt hindurchgelangen müssen. Nüchtern liegt der pH-Wert des Magens bei 1. Das entspricht dem pH-Wert von Salzsäure, die ja auch im Magen produziert wird. Je saurer der Magensaft ist, desto mehr Keime bleiben auf der Strecke, das heißt, sie werden einfach verdaut. Nach einer Mahlzeit steigt der pH-Wert im Magen aber auf bakterienverträgliche 3 an. »Probiotisch« dürfen sich Bakterien dann nennen, wenn zwischen 10 und 40 Prozent der Ausgangskeime diese Strapazen lebend überstehen und im Dickdarm ankommen. Das erklärt auch, weshalb ein hoch dosiertes Produkt so wichtig für den Erfolg ist. Um es den Keimen ein bisschen zu erleichtern, sollten Sie probiotische Präparate deshalb eher nach einer Mahlzeit, am besten mit ein paar Löffeln eines Milchprodukts einnehmen.

Diese Keime sind als Probiotika erhältlich. Sie lassen sich in Form von Kapseln und Pulver zuführen: Laktobazillen (zum Beispiel Lactococcus casei), Bifidobakterien (zum Beispiel Bifidobacterium infantis), Enterococcus-Arten (zum Beispiel Enterococcus faecalis), Lactococcus (zum Beispiel Lactococcus lactis), Escherichia coli, einige Streptococcus-Arten (zum Beispiel Streptococcus thermophilus) und verschiedene Hefepilze wie Saccharomyces boulardii.

Mit Präbiotika das Mikrobiom stärken

Die meisten Keime, die in unserem Darm Gutes tun, kann man nicht mit Sauerkraut und Kefir oder als Kapseln und Pulver zuführen. Sie leben zwar gut im sauerstoffarmen Milieu des Verdauungstrakts, gehen aber ein, sobald sie an die Luft kommen. Deshalb sind auch zahlreiche gesundheitsförderliche Keime wie Bacteroidetes, Akkermansia muciniphila oder Faecalibacterium prausnitzii nicht als probiotische Nahrungsergänzung erhältlich. Diese Bakterien kann man nur indirekt fördern, indem man gute Bedingungen im Darm schafft. Besonders wichtig sind hier die präbiotischen Ballaststoffe.

Unter Präbiotika versteht man Ballaststoffe, die von den Verdauungsenzymen im oberen Magen-Darm-Trakt nicht aufgespalten werden können und deshalb weitgehend unverändert bis in den Dickdarm gelangen. Hier befindet sich der größte Teil der Darmflora und diese Keime benötigen präbiotische Ballaststoffe, um sich zu entwickeln und bestimmte für den Menschen wichtige Metaboliten zu produzieren wie zum Beispiel die kurzkettigen Fettsäuren Butyrat und Propionat. Präbiotika könnte man deshalb auch als »Bakterienfutter« bezeichnen. Sie sind für ein gesundes und vielfältiges Mikrobiom eine enorm wichtige Voraussetzung.

Präbiotika machen das Mikrobiom vielfältig

Präbiotika tragen zur Entwicklung einer gesunden und vor allem vielfältigen Darmflora bei, unterstützen deren Aktivität und fördern die Ansiedelung der probiotischen Bakterien. Präbiotika werden vor allem von den gesundheitsfördernden Darmbakterien gerne »gegessen«. Dabei entstehen saure Stoffe, die im Darm zu einem sauren Milieu führen. Und das ist gut so, denn die meisten unerwünschten Keime können weder mit dem Bakterienfutter etwas anfangen noch fühlen sie sich im sauren Darm wohl.

Präbiotika kommen nur in manchen Nahrungsmitteln vor. Leider besonders häufig in solchen, die bei der mitteleuropäischen Durchschnittsfamilie nicht besonders oft auf dem Tisch landen. Denn wer hat schon Rezepte mit Pastinake, Topinambur, Maniokwurzel oder Schwarzwurzel in seinem Repertoire? Doch keine Sorge: Auch gängige Lebensmittel wie Haferflocken, Bohnen, Linsen, Zwiebeln und Endiviensalat liefern Präbiotika. Und das Tolle: Sogar Kaffee, Rotwein, dunkle Schokolade und Bier schmecken den eifrigen Helfern gut (Genaueres im Folgenden).

Präbiotika am besten mischen

Es gibt verschiedene Gruppen von Präbiotika, die oft unterschiedliche, aber fast immer günstige Effekte auf unser Mikrobiom haben. Wichtige Präbiotika sind Inulin, resistente Stärke, Akazienfasern, Pektin oder Flohsamen. Man findet sie vor allem in pflanzlichen Nahrungsmitteln, sie lassen sich aber auch mithilfe von Nahrungsergänzungsmitteln zuführen.

Da sich die gesunde Darmflora aus zahlreichen verschiedenen Bakterien zusammensetzt, sollten Sie so abwechslungsreich wie möglich essen, um allen Keimen gerecht zu werden, oder mithilfe von Nahrungsergänzungsmitteln unterschiedliche Präbiotika zuführen. Präbiotische Effekt von Fructooligosacchariden oder Inulin ließen sich in Studien ab einer Tagesdosis von 5 Gramm oder mehr feststellen. Einige Präbiotika sind auch in der Lage, die Aufnahme von Kalzium aus dem Darm messbar zu erhöhen, wodurch sich eventuell ein schützender Effekt bei Osteoporose erzielen lässt.

Ein anderes interessantes Präbiotikum ist resistente Stärke. Die meisten Menschen essen weniger als 5 Gramm resistente Stärke am Tag, für einen gesunden Darm sollten es aber 10 bis 15 Gramm sein.

Wo finde ich welche Präbiotika?

Nachfolgend finden Sie eine Auswahl der wichtigsten Präbiotika und der Nahrungsmittel, in denen sie enthalten sind.

Inulin

Besonders viel Inulin ist enthalten in: Chicorée, Artischocken, Knoblauch, Zwiebeln, Lauch (Porree), Bärlauch, Agavendicksaft, Schnittlauch, Schwarzwurzeln (Winterspargel), Spargel, Topinambur, Pastinaken, Zichorienwurzel (Wurzel der Wegwarte, enthalten in Zichorienkaffee), Endiviensalat, Yacon-Sirup, Inulinpulver aus der Zichorien- oder Chicoréewurzel.

Geringere Mengen Inulin findet man auch in: Bananen, Weizenkleie, Roggenmehl.

Fructooligosaccharide/Oligofruktose

Besonders viele Fructooligosaccharide/Oligofruktose sind enthalten in: Roggen, Hafer, Zwiebel, Knoblauch, Bananen, Tomaten, Spargel, Bier.

Resistente Stärke

Besonders viel resistente Stärke ist enthalten in: etwas unreifen, grünen Bananen, kernigen Haferflocken, weißen, roten oder grünen Bohnen, Erbsen, Linsen, Gerste, erkalteten Kartoffeln, erkaltetem Reis, Vollkorn-Haferbrot, Haferbrei (aufgekocht und wieder abgekühlt), Hirse, Maniokwurzel, Weißbrot.

Pektin

Besonders viel Pektin ist enthalten in: Obst (mit Schale), Gemüse.

Sonstige Nahrungsmittel mit präbiotischen Eigenschaften

Mandeln, Chiasamen, Leinsamen, Honig, grüner Tee, Granatapfelkerne, Granatapfelsaft, Cranberrys und Cranberrysaft, dunkle Schokolade, Flohsamenschalen, Akazienfasern, Kaffee, Äpfel mit Schale, Rotwein, Bier.

Resistente Stärke – Starkmacher fürs Mikrobiom

Resistente Stärke ist ein besonders wertvolles Präbiotikum, denn sie wird von verschiedenen Mikroorganismen verstoffwechselt. Dadurch wird die Produktion einer wichtigen kurzkettigen Fettsäure, des Butyrats, angekurbelt. Gleichzeit fördert resistente Stärke die Entwicklung und Vermehrung von Bakterien, die Butyrat bilden können. Der Gehalt an resistenter Stärke ist meistens in erhitzten und anschließend abgekühlten stärkehaltigen Nahrungsmitteln höher als in frisch gekochten. Beim Erhitzen nach dem Abkühlen bleibt der Gehalt an resistenter Stärke aber erhalten.

So viel resistente Stärke ist in 100 Gramm Lebensmittel enthalten

Gekochter weißer Reis, noch heiß	2 g
Gekochter und wieder abgekühlter weißer Reis	3,5 g
Gekochter Vollkornreis, noch heiß	3 g
Gekochter und wieder abgekühlter Vollkornreis	5 – 6 g
Gekochte Kartoffeln, noch heiß	3 – 5 g
Gekochte und wieder abgekühlte Kartoffeln	6 – 10 g
Kartoffelstärke	60 – 80 g
Hi-Maize-Maisstärke (roh)	60 g
Maisstärke, Maismehl	8 – 11 g

Vollkornbrot	1 g
Pumpernickel	5 – 9 g
Roggenbrot	3 – 5 g
Schwarze Bohnen (gekocht)	10 – 11 g
Cashewnüsse	12 – 13 g
Haferflocken (roh)	8 – 15 g
Reife Banane	0,5 – 4 g
Unreife, grüne Banane	8 – 12 g

(Werte können je nach Analyse etwas abweichen)

Pektin – warum man Obst mit Schale essen sollte

Pektin kennen wir als veganen Gelatineersatz zum Andicken von Speisen. Die Darmflora liebt dieses Geliermittel aber auch. Studien konnten nachweisen, dass zum Beispiel Apfelpektin, das vor allem in der Schale der Früchte enthalten ist, das Mikrobiom moduliert, Entzündungen reduziert und im Tierversuch Gewichtszunahme und Fetteinlagerungen vorbeugen konnte.

Der Pektingehalt ist besonders hoch in:

> sauren Früchten,
> Früchten mit einer eher harten Schale oder »zähen« Bestandteilen wie Äpfeln oder Zitronen,
> nicht ganz reifen Früchten.

Hoher Pektingehalt: Beeren wie Heidelbeeren, Preiselbeeren, Johannisbeeren, die Schale von Äpfeln oder Zitrusfrüchten, Quitten.

Mittlerer Pektingehalt: Himbeeren, Pfirsiche, Nektarinen und Aprikosen, Pflaumen, Birnen.

Niedriger Pektingehalt: Erdbeeren, Brombeeren, Kirschen, Ananas, Trauben, Bananen.

Inulin – fördert viele gute Keime

Ein weiteres wertvolles Präbiotikum, das vor allem Laktobazillen und Bifidobakterien fördert, ist Inulin. Bereits 5 Gramm täglich führen innerhalb von ein bis zwei Wochen zu einem deutlichen Anstieg der Bifidobakterien, wie eine Untersuchung der University of Toronto nachweisen konnte. Sie finden dieses Bakterienfutter in zahlreichen Nahrungsmitteln und auch in Nahrungsergänzungsmitteln. Selbst für Kleinkinder ist Inulin unbedenklich und unterstützt schon in jungen Jahren die Darmflora und das Immunsystem. Auch den Knochen tut Inulin gut. Studien konnten nachweisen, dass dieses Präbiotikum die Kalziumaufnahme fördert.

Achtung: Wer unter einer Fruktoseintoleranz leidet, sollte mit Nahrungsergänzungsmitteln, die hoch dosiertes Inulin enthalten, vorsichtig sein, sonst drohen Blähungen. Lebensmittel werden in niedriger Dosis oft gut vertragen, aber man sollte es vorsichtig ausprobieren und im Hinterkopf behalten, dass Inulin bei einer Fruchtzuckerunverträglichkeit zu Beschwerden führen kann. In diesem Fall muss man auf andere Präbiotika ausweichen.

So viel Inulin ist in 100 Gramm Lebensmittel enthalten

Chicoréewurzeln	30–40 g
Topinambur	15–20 g
Pastinaken	15–20 g
Chicorée	15–20 g
Löwenzahn	12–15 g
Schwarzwurzeln	12–15 g
Artischocken	7–10 g
Knoblauch, roh	10–13 g
Lauch	6–10 g
Zwiebeln	5–7 g
Spargel	2–3 g

(Werte können je nach Analyse etwas abweichen)

Welches Präparat passt zu meiner Mikrobiomanalyse?

Inzwischen gibt es eine enorme Zahl an Pro- und Synbiotika und es wird schwieriger, den Überblick zu behalten. Ich habe deshalb hier eine Auswahl gängiger Produkte zusammengestellt – ohne Anspruch auf Vollständigkeit. Sie können anhand der enthaltenen Bakterien schauen, welches Produkt am besten zu Ihrem Mikrobiombefund oder Ihren Beschwerden passt.

Wenn Sie beispielsweise unter Gewichtsproblemen leiden oder nicht zunehmen möchten, sollten Sie Präparate die nur

Lactobacillus acidophilus enthalten, meiden. Diese führten in Tierversuchen und beim Menschen zu teilweise erheblichen Gewichtszunahmen.

Bei Histaminintoleranz ist von Enterococcus-Stämmen, Escherichia coli sowie von histaminbildenden Milchsäurebakterien wie Lactobacillus delbrueckii oder Lactobacillus reuteri abzuraten. Histaminsenkende Stämme wie Lactobacillus rhamnosus, Lactobacillus plantarum, Lactobacillus gasseri und alle Bifidobakterien sind hingegen sinnvoll. Das sind ein paar Beispiele von vielen, die zeigen, wie wichtig die Zusammensetzung eines Präparates ist.

Um Effekte zu erzielen, sollte ein Präparat (von Ausnahmen und individuellen Arztempfehlungen abgesehen) nicht zu niedrig dosiert sein. Studien lassen vermuten, dass sich ab etwa 5 Milliarden Keime (KbE = Kolonie bildende Einheiten) pro Tagesdosis Effekte erzielen lassen. Mit höheren Dosierungen lassen sich oft schneller Wirkungen nachweisen. Dennoch sollte man mindestens zwei bis drei Monate Geduld mitbringen. Probiotische Bakterien sollten möglichst auch mit ausreichend präbiotischen Ballaststoffen (Akazienfasern, Inulin, resistente Stärke, Galactooligosaccharide, Pektin und Ähnliches) kombiniert werden. Die gleichzeitige Gabe von präbiotischen Ballaststoffen und probiotischen Bakterien erhöht die Wirksamkeit. Diese Kombination ist also meistens wirksamer als reine Bakterienpräparate.

Sie erfahren in der Tabelle, wie hoch die im Präparat enthaltene Bakterienzahl ist und ob noch wichtige präbiotische Ballaststoffe (Stärke, Inulin, Akazienfasern) oder Mikronähstoffe (Vitamine, Mineralstoffe, Spurenelemente) enthalten sind.

Gängige pro- beziehungsweise synbiotische Nahrungsergänzungsmittel (in alphabetischer Reihenfolge)

Produkt	Anzahl der enthaltenen Bakterienstämme	Enthaltene Bakterien	Sonstige Wirkstoffe	Keimmenge pro Portion
Alflorex	1	B. infantis	–	1 Mrd.
Darmflora Komplex for you	11	B. bifidum, B. breve, B. lactis, B. infantis, L. casei, L. gasseri, L. helveticus, L. plantarum, L. rhamnosus, Lactococcus lactis susp. Lactis, Streptococcus thermophilus	Akazienfasern, resistente Stärke	22 Mrd.
Darmflora Slimbiotika for you	6	L. gasseri, L. plantarum, L. rhamnosus, B. adolescentis, B. lactis sub. animalis, B. longum	Akazienfasern, resistente Stärke, Inulin aus Topinambur	12 Mrd.
darmflora probio complete For you	30	B. adolescentis, B. animalis subsp. Animalis, B. bifidum, B. breve, B. longum subsp. infantis, B. longum subp. longum BB536, B. animalis subsp. lactis, B. longum subsp. longum, L. acidophilus, L. brevis, L. buchneri subsp. buchneri, L. casei, L. crispatus, L. delbrueckii subsp. bulgaricus, L. fermentum, L. gasseri, L. helveticus, L. jensenii, L. johnsonii, L. paracasei, L. pentosus, L. plantarum, L. reuteri, L. rhamnosus, L. sakei, L. salivarius, Lactococcus cremoris, Lactococcus lactis subsp. lactis Strept. salivarius subsp. thermophilus, Pediococcus acidilactici	Niacin Biotin	30 Mrd.
Kijimea	1	B. bifidum	–	1 Mrd.
Kijimea Reizdarm pro	1	B. bifidum	–	1 Mrd.

Mutaflor mite	1	Escherichia coli	-	0,5 bis 5 Mrd.
Mutaflor	1	Escherichia coli	-	2,5 – 25 Mrd.
Omnibiotic 10	10	L. acidophilus (2 Stämme), L. paracasei, L. rhamnosus, Enterococcus faecium, L. salivarius, L. plantarum, B. bifidum, B. lactis, B. longum	Maisstärke, Inulin	5 Mrd.
Omnibiotic aktiv	11	L. acidophilus, L. casei, L. brevis, Lactococcus lactis, B. lactis, B. longum, L. salivarius, B. breve, B. lactis, B. bifidum	Reisstärke, Kalium, Magnesium, Mangan	5 – 10 Mrd.
Omnibiotic metabolic	7	L. acidophilus, L. salivarius, L. casei, L. rhamnosus, L. plantarum, Enterococcus faecium, Lactococcus lactis	Maltodextrin, Fructooligosaccharide, Galaktooligosaccharide	3 Mrd.
Omnibiotic SR-9	9	L. casei, L. acidophilus, L. paracasei, B. lactis, L. salivarius, Lactococcus lactis B. lactis, L. plantarum, B. bifidum	Maisstärke, Maltodextrin, Inulin, Kaliumchlorid, Reisprotein, Magnesiumsulfat, Fructooligosaccharide (FOS), Enzyme (Amylasen), Mangansulfat	7,5 – 15 Mrd.
Omniflora	2 (keine lebenden Bakterien, nur Lysate)	Bifidobacterium Lyophilisat, Lactobacillus gasseri Kulturlyophilisat	-	Keine lebenden Bakterien
Perenterol	1	Saccharomyces boulardii	-	18 Mrd.
Probio-Cult Duo Syxyl	2	L. acidophilus, B. lactis	B-Vitamine, Biotin, Vitamin D, Glutamin	11,5 bis 23 Mrd.
MyBiotik pur	6	B. bifidum, B. lactis, L. acidophilus, L. casei, Lactococcus lactis, L. salivarius	Vitamin B_2, Biotin	2 Mrd.

MyBiotik protect	10	B. animalis, B. bifidum, B. lactis, Enterococcus faecium, L. acidophilus, L. casei, L. plantarum, L. rhamnosus, L. salivarius, Lactococcus lactis	Vitamin B_2, Magnesium, Kalium, Mangan	2 Mrd.
Symbio-flor 1	1 (Zellen und Autolysat)	Enterococcus faecalis	–	15 Mio. teils lebende, teils ab-getötete Bakterien
Symbio-flor 2	1 (Zellen und Autolysat)	Escherichia coli	–	15 Mio. teils lebende, teils ab-getötete Bakterien
Symbio-lact A	1	L. acidophilus	Biotin	1 Mrd.
Symbio-lact B	1	B. lactis	Biotin	1 Mrd.
Symbio-lact comp	4	L. acidophilus, L. paracasei, Lactococcus lactis, B. lactis	Biotin	1 Mrd.
Symbio-lact pur	2	L. acidophilus, B. animalis subsp. lactis	Inulin, Biotin	10 Mrd.
VSL#3	8	Streptococcus thermophilus, B. breve, B. longum, B. infantis, L. acidophilus, L. plantarum, L. paracasei, L. helveticus	Maisstärke	450 Mrd.

L. = Lactobacillus; B. = Bifidobacterium

Ich möchte Sie darauf hinweisen, dass die Empfehlungen in diesem Buch nicht die ärztliche Konsultation ersetzen. Die Informationen sind nach bestem Wissen und Gewissen recherchiert, dienen allerdings lediglich der Information zu den jeweiligen Indikationen und ersetzen in keinem Fall die ärztliche Diagnose oder Behandlung. Bitte wenden Sie sich bei gesundheitlichen Fragen immer an Ihren Arzt beziehungsweise Ihre Ärztin!